海外館藏中醫古籍珍善本輯存（第一編）

第三十四册

劉金柱　羅　彬　主編

醫方考（一）

廣陵書社

醫方類

醫方考（一）

卷一—四

〔明〕吴崑　著　寺町通圓福寺町（京都）秋田屋平左衛門刊行　慶安四年刻本

金陵周弘宇梓

歙邑新刻

名醫方考

澄塘吳鶴皋著

醫方攷引

千秋里人汪道昆著

今之業醫者，則吾郡良；吾郡貴醫，如貴儒。其良者率由儒徙業。吴山甫故儒生也，則亦降儒而就醫。其言曰：儒者上治經術，下治百家。於是乎始有成業。醫家上軒岐而下四氏，宜亦如之。業者紛如，率未及一映而求六律。

抑或操禁方為口實。無庸剽竊陳言。甚者託言師心。倍古昔而自用。諄之諄者也。與其自用。無寧有方。與其執方。無寧窮理。軒岐尚矣。四氏各名其家。始吾求之軒岐。什或得一。繼求之四氏。什或得三。冐然心語曰。道在是矣。方何為者。彼或以方為政。我不敢知。卒之要其指。而揆其方。夫各有當。

是故君臣佐使異用寒熱虛實異齊多寡輕重遲速異宜亢承異制譬之經義道在於經方其義也譬之戰陳兵主於帥方其陳也夫誦經義以為筌蹄飾行陳以為綴兆則其未節顧論士者非經義不章即戎者非行陳不能用衆皆是物也崐既為醫方考六卷顧就有道而正焉嗟乎不佞故

以儒叢家以武徇國是兩者皆弁髦
也吾無所用之不佞方事大醫王有
意乎西極其言芥二儀而秘千聖大
有徑庭要諸刹塵則萬方畢矣沿則
析不二而為太千泝則滙太千而為
不二軒岐四氏則不二之云其方則
太千也即析而太千居然不二具在
能者得之耳昔人有言不為良相則

為良醫。又曰。用藥如將。吾觀吾子之
挾筴。則兩者能矣。進于是。則醫王吾
且日望吾子之大也。勉之哉。

萬曆乙酉浴佛日。書于肇林精舍

醫方考序

邑人江東之著

醫小道也。而可觀。夫人身體百骸強健聰明。豈非吉祥善事。而安事醫藥。顛百年之期。何能旦夕無恙。則醫之不可以已也。譚醫家言者。而不考禁方于古人。是猶渡江亡楫。鮮有濟者。則方之不可以已也。吾鄉多隱君子。

而稍稍以去直見長。類能變夭軋為黃耇。摠之不下數十餘曹。今其人各有著述。若山甫是籍考鏡病源種種化境。世有知者。以有方入無方神而明之。其濟物也弘矣。其有功於後世也遠矣。余於醫無所知。而獨喜方之能已人疾。夫醫難言哉。昔人三折肱而知醫。余肝腸病。直今不幸病迷業。

已聚族而謀冀得請於
朝歸而杜門集古方言實余天幸而
會山甫先得之而余無所用之余將
遊方之外巖棲川觀夢想岐伯時而
採藥西山賣藥東海如山甫所謂山
陬湖海之間求良醫不可即得儻接
方餌藥舍我其誰則余亦未必無裨
於山甫者雖然烏附黃芒辛收奇効

參苓精术歲月見功世胥諱疾忌醫
梁肉治病吾懼山甫之計過而余之
技窮矣嗟乎是道也可與知者道難
與俗人觀也
萬曆丙戌上元日書于雲間之瑤芝
室

醫方考序

肖初主人方時化撰

方伯字以道鳴豐谿之右。吳山甫闡其風而悅之。吳山甫以醫鳴豐谿之左。方伯予聞其風而悅之柔兆之歲兩人相與寓于谿之上。居相比也。山甫則過伯字請道伯字曰善道亦心而已矣。莫著乎時中。山甫曰境有理有欲安得無擇而繫以時中。伯子曰。非也。何理何欲。當其時。欲亦理也。非其時理亦欲也。山甫唯肰。是固夫醫所為。當位無邪。非位無正者。明白。伯子則過。山甫請醫。山甫曰。嘻談醫于胥道者之前。辟猶一吷也。雖然。敢不盡愚。醫在心。伯子曰。道也。今然技矣。何謂心。山甫曰。固也。不然。心。圭也。圭

不明則十二官危主明則下安此非
衛生之經耶伯子唯肰是固夫道所
為亟治心者自是兩人相與執莫逆
於心遂相善也過從以為常維山甫
益竊自幸伯子固事道者肰不啻溪
于醫伯子亦云山甫雖託業醫乃其
人知道者也于是薄歲除伯子將還
舍館山甫則執伯子而遻言峴不敏

嘗攷醫方。幸得藉司馬爲先談居常私計紹司馬之業將非伯字不可今又幸得以道親伯子。顧以爲伯子累可乎。伯子曰。可吾既讀山甫所攷矣精矣。密矣。悉矣。以詳矣。攷時變上盡天之情。攷事証。中盡人之情。攷義類。下盡物之情。雖然山甫弗恃也。山甫益知道者。入方之内。而遊方之外。吾見族醫背方矣。失者十七。吾見良醫執方矣。失者十五。山甫幸不其肰。山甫往自勉矣。八方之內。而遊方之外。易曰方以知。又曰。神無方。果且為有方乎哉。果且為無方乎哉。無方而有方。有方而無方。其斯大醫之門蹈道之徑也。山甫往自勉矣。

萬曆丙戌二之日書于五如館

自序

上醫治未病方無尚也並經論焉經論醫之奥也中醫治已病於是乎始有方方醫之粗也非其得已視斯民之疾苦故因病以立方耳季世人知醫尚矣習方其簡也窮經其煩也乃率以方授受而求經論者無之舍斯道之奥寶斯道之粗安望其術之神良也余年十五志醫術逮今十有八稔懼辱醫名蚤夜遑遑惟經論是蒐不敢自是遊海内者數年就有道者而贄謁之見賤工什九良工什一不惟上古之經論昧焉雖中古之方猶弗達也弗明方之旨與方之證及諸藥升降浮沈寒熱温平良毒之性與夫宜通補

瀉輕重滑澁燥濕反正類從之理而徒執方以療病惡能保其不殃人乎廼爲之愍惻取古昔良醫之方七百餘首揆之於經酌以心見訂之於證發其微義編爲六卷題之端曰醫方考蓋以考其方藥考其見證考其名義考其事迹考其變通考其得失考其所以然之故匪徒苟然誌方而已君子曰夫夫也弱齡謭陋輕議古人則崑有罪焉爾世有覺者觸目而詆之從而可否之吾幸吾之得師也遊藝者玩索而惜之存而左右之吾幸吾之朋與也如山野之陬湖海之遠求良醫而不速得開卷撿方能究愚論而斟酌自藥焉則吾濟人之一念也或者尚論千古求張孫之

而本軒岐劣群方而優經論則孟軻氏所謂遊于聖人之門者難為言矣安用夫斯籍之贅也

皇明萬曆十二年歲次甲申孟冬月古歙吳崑序

醫方考卷之一

歙邑　吳　崑　著
友人　黄　基　閲

中風門第一

敘曰風者百病之長得行夫之象故其發也暴然上世論風主于外感乃河間主火東垣主氣丹溪主濕而末世之論紛然矣今考名方二十三首以為風為火為氣為濕皆時出而主之初不泥於一說也

烏梅擦牙關方

病人初中風筋急口噤不開便以鐵物開之恐傷

其齒宜用烏梅肉擦其牙關牙關酸軟則易開矣此酸先入筋之故也其有中風證而口開不噤者筋先絕也不治

稀涎散

猪牙皂角四條去黒皮炙　白礬一兩枯

共為末每進三字水下

病人初中風暴仆痰涎湧盛此藥與之頻吐涎沫壅塞少疏續進他藥○清陽在上濁陰在下則天冠地履無暴仆也若濁邪風湧而上則清陽失位而倒置矣故令人暴仆所以痰涎壅塞者風盛氣湧而然也經曰病發而不足標而本之先治其標

後治其本故不與踈風補虛而先爲之吐其涎沫白礬之味鹹苦鹹能軟頑痰苦能吐涎沫皂角之味辛鹹辛能利氣竅鹹能去污垢名之曰稀涎固奪門之兵也師曰凡吐中風之痰使咽喉疏通能進湯液便止若攻盡其痰則無液以養筋能令人攣急偏枯此大戒也

通頂散

藜蘆　生甘草　川芎　細辛　人參各一錢

石膏五錢　共爲末

病人初中風不知人事口噤不能開用此藥一字吹入鼻中有嚏者肺氣未絕可治○中風不知人

壅病則急矣以平藥與之不能開其壅塞故用藜蘆與人參細辛相反使其相反而相用也肺苦氣上逆故用石膏之重以墜之甘草之平以緩之乃川芎之用取其清氣利竅而已

蘇合香丸

沉香　青木香　烏犀角　香附子　丁香
硃砂　訶梨勒（訶子也）　白檀香　麝香　蓽撥
龍腦　白朮　安息香　蘇合油各二兩
薰陸香一兩

病人初中風喉中痰塞水飲難通非香竄不能開竅故集諸香以利竅非辛熱不能通塞故用諸辛

為佐使犀角雖寒涼而不滯訶梨雖澁澁而生津丗人用此方於初中之時每每取效丹溪謂辛香走散真氣又謂腦麝能引風入骨如油入麪不可解也醫者但可用之以救急慎毋令人多服也

許胤宗黄耆防風湯薰蒸法

許胤宗者常州義興人也初仕陳為新蔡王外兵參軍時柳太后感風不能言脉沉而噤胤宗曰口不下藥宜以湯氣蒸之令藥入腠理周時可差遂造黄耆防風湯數十斛置于牀下氣如烟霧次日便得語由是超拜義興太守昆謂鼻氣通乎天故無形之氣由鼻而入呼吸傳變無所不之黄

著甘而善補得防風而切愈速驅風補虛兩得之矣自非胤宗之通達不能主乎此法醫者能善用之則亦可以治乎今之人矣

二陳湯

半夏姜製 陳皮去白 白茯苓去皮各等分 甘草炙減半

風盛痰壅既用稀涎等藥開其氣道續以此方主之○風于於脾則痰壅然痰之生本於濕半夏所以燥濕也茯苓所以滲濕也濕去則痰無由以生痰之為患本於脾虛氣滯甘草所以補脾也陳皮所以利氣也補脾利氣則土又足以制濕而痰且無壅滯矣此二陳之旨也名曰二陳以橘半二物

貴乎陳久耳正考見痰門

四君子湯加竹瀝薑汁方

人參　白术　茯苓　甘草　竹瀝　薑汁

丹溪曰半身不遂在右者屬氣虛以此方主之○經曰左右者陰陽之道路也故左屬血而右屬氣氣虛者補之以甘故用人參白术茯苓甘草四件稱其爲君子者謂其甘平有冲和之德而無剋伐之性也其加竹瀝謂其行痰其加薑汁所以行竹瀝之滯而共成夫伐痰之功耳

四物湯加桃仁紅花竹瀝薑汁方

當歸酒洗　川芎洗去土　白芍藥酒炒　熟地黄

桃仁去皮尖　紅花酒洗　竹瀝　薑汁

丹溪曰半身不遂在左者屬瘀血以此方主之○芎歸芍地生血藥也新血生則瘀血滑而易去桃仁紅花消瘀藥也瘀血去則新血清而易生然亦加夫竹瀝薑汁者以痰之為物靡所不之蓋無分于左右而為患也

八味順氣散

白朮炒　白茯苓　青皮去穰炒　白芷
陳皮去白　台烏藥　人參各一錢　甘草五分

中風正氣虛痰涎壅盛者宜此方主之○人參白朮茯苓甘草四君子湯也經曰邪之所湊其氣必

虛故用四君子以補氣治痰之法利氣爲先故用青皮白芷台烏陳皮以順氣氣順則痰行而無壅塞之患矣此標本兼施之治也

烏藥順氣散

麻黃去節　陳皮去白　烏藥各一錢　枳殼去穰麩炒二兩

炙甘草　白芷　桔梗各一兩　川芎洗去土

白殭蠶洗去絲嘴炒　乾薑炒黑半兩

中風遍身麻痺語言蹇澁口眼喎斜喉中氣急有痰者此方主之○遍身麻痺表氣不順也故治以麻黃川芎語言蹇澁裏氣不順也故治以烏藥陳枳口眼喎斜面部之氣不順也故治以白芷殭蠶

喉中氣急。甘草可緩。肺氣上逆。桔梗可下。痰之爲物。寒則結滯。熱則流行。佐以乾薑。行其滯也。此治標之劑也。然必邪實初病之人方可用之。若氣虛病久者。則勿之與也。宜以補劑兼之。

牽正散

白附子　白殭蠶　全蝎　並生用爲末每服酒調下二錢

中風口眼喎斜。無他證者。此方主之。○艽防之屬。可以驅外來之風。而內生之風非其治也。星夏之輩。足以治濕土之痰。而虛風之痰非其治也。斯三物者。療內生之風。治虛熱之痰。得酒引之。能入經而正口眼。又曰。白附之辛。可使驅風。蠶蝎之鹹。可使歆痰。辛中有熱，可使從風。蝎有毒，可使破結。醫之用藥，有用其熱以攻熱，用其毒以攻毒者，本《易》所謂同氣相求，《內經》所謂衰之以屬也。

星香湯

牛膽南星八錢　木香一錢

中風體肥痰盛，口不渴者，此方主之。○南星燥痰之品也。曰體肥，曰痰盛，曰不渴，則宜燥也可知矣。故以南星主之，而必入於牛膽者，制其燥也。佐以木香者，利痰氣也。

省風湯

防風去蘆　半夏薑製，各一錢　全蝎二錢　膽南星

炙甘草　生白附　生川烏　木香不見火各五分

中風口眼喎僻痰涎壅盛者此方主之○風湧其痰干於面部則口眼喎僻塞於胸中則痰涎壅盛是方也防風白附全蝎川烏可以活經絡之風痰而正口眼南星半夏甘草木香可以療胸次之風痰而開壅塞方名曰省風者省減其風之謂也

改容膏

蓖麻子一兩　真氷片三分

共搗爲膏寒月加乾姜附子各一錢

中風口眼喎僻在左以此膏傅其右喎僻在右以此膏傅其左今日傅之明日改正故曰改容或以

蜣螂冰片傳之或以鱔血冰片傳之皆良藥此三物者皆引風拔毒之品也佐以冰片取其利氣而善走竅佐以薑附取其溫熱而利嚴寒此惟冬月加之他時弗用也

小續命湯

麻黃去節 人參去蘆 黃芩酒炒 芍藥酒炒
川芎 炙甘草 杏仁去皮尖炒 防已去皮
桂枝淨洗 防風去蘆各一錢 附子炮去皮臍五分

古人以此方混治中風未詳其證崑謂麻黃杏仁麻黃湯也仲景以之治太陽證之傷寒桂枝芍藥桂枝湯也仲景以之治太陽證之中風如此言之

則中風而有頭疼身熱者強者皆在所必用也。人參甘草。四君子之二也。芎歸用之以補氣。芍藥川芎。四物湯之二也。芍藥用之以養血。如此言之。則中風而有氣虛血虛者。皆在所必用也。風淫末疾。故佐以防風。濕淫腹疾。故佐以防己。陰淫寒疾。故佐以附子。陽淫熱疾。故佐以黃芩。蓋病不單來。雜揉而至。故其用藥亦兼該也。○熱者去附子。用白附子。筋急語遲脉弦者。倍人參。加薏苡當歸。去黃芩芍藥。以避中寒。煩燥不大便。去附桂。倍加芍藥竹瀝。日久大便不行。胸中不快。加枳殼大黃。語言蹇澁。手足擅掉。加石菖蒲竹瀝。口渴。加麥門冬瓜

蔞天花粉身疼發搐加羗活煩渴多驚加犀角羚羊角汗多去麻黄舌燥加石膏去附桂

大秦艽湯

秦艽去蘆　石膏生用　當歸酒洗　芍藥酒炒
羗活去蘆　防風去蘆　黄芩酒炒　生苄洗去土
熟苄　甘草炙　川芎洗　白朮酒炒
白芷　茯苓去皮　獨活各一錢　北細辛去土五分

中風手足不能運動舌強不能言語風邪散見不拘一經者此方主之○中風虚邪也許學士云留而不去其病則實故用驅風養血之劑兼而治之。用秦艽爲君者以其主宰一身之風石膏所以去胃中總司之火羌活去太陽百節之風疼防風爲諸風藥中之軍卒三陽數變之風邪責之細辛三陰内淫之風濕責之苓朮去厥陰經之風則有川芎去陽明經之風則有白芷風熱干乎氣清以黄芩風熱干乎血涼以生芐獨活療風濕在足少陰甘草緩風邪上逆于肺乃當歸芍藥熟芐者所以養血於疎風之後一以濟風藥之燥一使手得血而能握足得血而能步也

三化湯

厚朴姜湯炒　大黄酒浸　枳實麩炒　羌活等分

中風二便數日不利邪氣内實者以此方微利之

○大黄厚朴枳實，小承氣湯也。上焦滿治以厚朴，中焦滿破以枳實，下焦實奪以大黄。用羌活者，不忘乎風也。服後二便微行，則三焦之氣無所阻塞，而復其傳化之職矣。故曰三化。此方惟實者可用，虚者勿妄與之。若實者不用，則又失乎通達之權，是當大寇而亡九伐之法矣，非安内之道也。

瀉青丸

龍膽草　川芎　梔子黑炒　當歸酒洗

大黄酒蒸　羌活　防風等分

中風發熱，不能安卧者，此方主之。○肝主風，少陽膽則其府也。少陽之經行乎兩脇，風熱相干，故不能安臥此方名曰瀉青瀉肝膽也龍膽草味苦而厚故入厥陰而瀉肝少陽火實者頭角必痛故佐以川芎少陽火鬱者必生煩燥故佐以梔子肝者將軍之官風淫火熾勢不容以易治故又奪以大黃用當歸者培養乎血而不使其爲風熱所燥也復用羌活防風者二物皆升散之品此火鬱發之木鬱達之之意乃上下分消其風熱皆所以瀉之也

活絡丹

膽南星　川烏炮去皮臍　草烏炮去皮各六兩

地龍去土火乾　乳香去油　沒藥各二兩二錢

中風手足不用日久不愈者經絡中有濕痰死血此方主之○南星之辛烈所以燥濕痰二烏之辛熱所以散寒濕地龍即蚯蚓也濕土所生用之者何易曰方以類聚欲其引星烏直達濕痰所聚之處所謂同氣相求也亦內經佐以所利和以所宜之意風邪注於肢節久久則血脉凝聚不行故用乳香沒藥以消瘀血

蠲痺湯

黃耆蜜炙　防風去蘆　羌活　赤芍藥酒炒

薑黃炒　當歸酒洗各二錢五分　甘草炙五分

中風表虛手足頑痺者此方主之○內經曰榮氣

虛則不仁。衛氣虛則不用。故用黄耆以實表氣。然黄耆與防風相畏。用之者何。懷古云。黄耆得防風而功愈速。故並用之。欲其相畏而相使耳。羌活驅散風邪。得當歸不至燥血。薑黄能攻瘀血。得赤芍足以和肝。復用甘草。謂之取其味平也

防風通聖散

防風　川芎　當歸　芍藥炒　麻黄去節

大黄蒸　芒硝　連翹　薄荷　梔子炒黑

桔梗　石膏生　黄芩炒　白术炒　荆芥穗

滑石　甘草

風熱壅盛。表裏三焦皆實者。此方主之。○防風麻

黄解表藥也風熱之在皮膚者得之由汗而泄荊芥薄荷清上藥也風熱之在巔頂者得之由鼻而泄大黄芒硝通利藥也風熱之在腸胃者得之由後而泄滑石梔子水道藥也風熱之在決瀆者得之由溺而泄風淫于內肺胃受邪石膏桔梗清肺胃也而連翹黄芩又所以袪諸經之遊火風之為患肝木主之川芎歸芍和肝血也而甘草白朮又所以和胃氣而健脾劉守眞氏長於治火此方之旨詳且悉哉

史國公藥酒方

防風去蘆 秦艽去蘆 油松節

虎脛骨 酥炙　鱉甲 醋炙　白朮 各二兩炒

羌活　萆薢　晚蠶砂 炒

當歸 酒洗去土　川牛膝 去蘆　杜仲 去皮姜炒各三兩

蒼耳子 四兩　拘杞子 五兩　乾茄根 八兩去土

中風之久。語言蹇澁半身不遂手足拘攣不堪行步。痿痺不仁者。此方神良。○語言蹇澁。風在舌本也。半身不遂邪併於虛也。手足拘攣風燥其筋也不堪行步風燥而血不濡也。痿痺不仁風而濕也是方也乾茄根蒼耳子羗活秦艽防風松節萆薢蠶砂可以去風亦可以去濕風去則蹇澁拘攣之證除濕去則不遂不仁之患愈當歸牛膝杜仲拘把所以養血亦所以潤燥養血則手得血而能攝足得血而能步潤燥則筋得血而能舒矣若虎骨者用之以驅入骨之風白朮者用之以致沖和之氣風痺之久血必留居鼈甲之用所以治風邪之固血也

豨薟丸 七十三

豨薟草不拘多少此草處處有之其葉似蒼耳對節而生用五月五日七月七日九月九日採來曬乾鋪入甑中用好酒層層勺灑蒸之復曬如此九次爲末煉蜜爲丸如梧桐子大每服五十丸空心無灰酒下

病人骨節疼痛緩弱無力此方主之良○骨節疼痛壅疾也壅者喜通此物味辛苦而氣寒用九蒸九曬則苦寒之濁味皆去而氣輕清矣本草云輕可以去實蓋輕清則無竅不入故能透骨驅風勁健筋骨若未之九蒸九曬或蒸曬之數不滿於九濁味猶存陰體尚在則不能透骨驅風而却病也此陰陽清濁之義惟明者求之○唐江陵節度使成訥進豨薟丸知益州張詠進豨薟丸事考竝見痛風門

傷寒門第二

叙曰仲景傷寒方群方之祖也自晉唐而降歷朝醫哲罔不宗之初學之士能究其方識其證雖施之雜療不可勝用豈徒曰傷寒云爾哉今取其方七十五首考之如左有活人之志者幸教我焉

桂枝湯

桂枝三兩洗淨　芍藥三兩炒　甘草二兩生

生薑三兩　大棗十二枚擘

頭痛發熱汗出惡風脉緩者太陽中風也此湯主之○風之傷人也頭先受之故令頭痛風在表則表實故令發熱風爲陽氣亦爲陽同類相從則傷

衛外之氣，衛傷則無以固衛津液，故令汗出。其惡風者，衛氣不能衛也。其脉緩者，衛氣不能鼓也。上件皆太陽證，故曰太陽中風。桂枝味辛甘，辛則能解肌，甘則能實表。經曰：辛甘發散爲陽。故用之以治風。然恐其走泄陰氣，故用芍藥之酸以收之，佐以甘草、生薑、大棗，此發表而兼和裏之意。是方也，惟表邪可以用之。若陽邪去表入裏，裏作燥渴，二便秘結，此宜承氣之時也，而誤用之則反矣。論曰：桂枝下咽，陽盛則斃。蓋謂陽邪去表入裏故也。又曰：桂枝本爲解肌，若其人脉浮緊，發熱汗不出者，不可與也。蓋以與之則表益實，而汗益難出耳。故

中之以常須識此勿令誤也

麻黄湯

麻黄去節三兩　桂枝洗淨二兩　杏仁去皮尖七十枚　甘草生一兩

太陽傷寒，頭痛發熱，身疼腰痛，骨節不利，惡寒無汗而喘，脉來尺寸俱緊者，麻黄湯主之。○足太陽經起目内眥，循頭背腰膕，故所過疼痛不利。寒邪外束人身之陽，不得宣越，故令發熱。寒邪在表，不復任寒，故令惡寒。寒主閉藏，故令無汗。人身之陽既不得宣越于外，則必壅塞于内，故令作喘。寒氣剛勁，故令脉緊。麻黄之形中空而虚，麻黄之味辛温而薄，空則能通腠理，辛則能散寒邪，故令爲君。

佐以桂枝取其解肌佐以杏仁取其利氣入甘草者亦辛甘發散之謂抑太陽無汗麻黃之用固矣若不斟酌人品之虛實時令之寒暄則又有汗多亡陽之戒汗多者宜撲粉亡陽者宜附子湯

葛根湯

葛根四兩　麻黃三兩去節　桂枝二兩洗淨　芍藥二兩炒

甘草生二兩　生薑三兩　大棗十二枚

太陽病項背強無汗惡風者名曰剛痓此方主之

○風寒傷經絡之經則所過但痛而已未至於強風寒傷筋骨之筋則所過筋急強直而成痓痓痙字之誤也曰剛痓者無汗之名也本草云輕可去

實葛根麻黃形氣之輕者也此以風寒表實故加二物於桂枝湯中〇又太陽與陽明合病必自下利下利裏證也今之庸醫皆曰漏底傷寒不治使肯則以此方主之蓋以邪氣併於陽則陽實而陰虛陰虛故下利也與此湯以散經中表邪則陽不實而陰氣平利不治而自止也斯妙也惟明者知之

小青龍湯

麻黃三兩去節　桂枝三兩洗淨　芍藥三兩炒　五味子半斤炒

半夏半升泡　細辛北去土　甘草生　乾薑各三兩

傷寒表不解心下有水氣乾嘔或咳或噎或喘小

青龍湯主之○表不解者頭痛發熱身疼尚在也傷寒胷渴飲水過多故心下有水氣有聲無物謂之乾嘔名曰水氣則有形之水已散但無形之氣仍在耳故無物可吐而但有聲或咳或噎或喘皆水寒射肺故也青龍者東方木神主發育萬物二方以發散爲義故名之麻黃桂枝甘草發表邪也半夏細辛乾薑散水氣也芍藥所以和陰血五味所以收肺氣

大青龍湯

麻黃六兩去節　杏仁四十枚去皮尖　桂枝淨洗　甘草生各二兩

生薑三兩　大棗十二枚　石膏如雞子大一塊

傷寒太陽證見風脉者此方主之○仲景法太陽傷寒治以麻黃湯太陽中風治以桂枝湯今傷寒太陽證見風脉是有頭痛身熱無汗惡寒但脉來不緊而緩爲傷寒且中風矣故二方併而用之風寒外盛則人身之陽鬱爲內熱此石膏之所加也名曰大青龍其發表之尤者乎而亡陽之戒筋惕肉瞤之弊則用青龍之過者也有此者急以大溫大補之劑主之又仲景救弊之方也

升麻葛根湯

升黃　葛根　芍藥炒　甘草等分

傷寒目痛鼻乾不眠無汗惡寒發熱者陽明經證

也。此方主之。○足陽明之脉抵目挾鼻，故目痛鼻乾。其不能眠者，陽明之經屬於胃，胃受邪則不能安卧。此其受邪之初，猶未及乎狂也。無汗惡寒發熱者，表有寒邪也。藥之為性，辛者可使達表，輕者可使去實，升麻葛根，辛輕者也，故用之達表而去實。寒邪之傷人也，氣血為之壅滯，佐以芍藥，用和血也。佐以甘草，用調氣也。

白虎湯

石膏一斤搥不見鐵　知母六兩去滓皮　甘草二兩　粳米六合

傷寒傳入於胃，不惡寒，反惡熱，有汗作渴，脉大而長者，此方主之。○傳入於胃，邪入裏矣，表無其邪。

故不惡寒裏有實熱故反惡熱熱越故有汗裏燥故作渴邪盛故脉大邪在陽明故脉長白虎西方金神也五行之理將來者進功成者退如秋金之令行則夏火之炎息此方名曰白虎所以行清肅之令而除熱也石膏大寒用之以清胃知母味厚用之以生津大寒之性行恐傷胃氣故用甘草粳米以養胃是方也惟傷寒内有實熱者可用之若血虛身熱證像白虎誤服白虎者死無救又東垣之所以垂戒矣

小柴胡湯

柴胡半斤去蘆　黄芩三兩　人參三兩去蘆　甘草三兩

半夏製半升　生薑三兩　大棗十二枚

傷寒寒熱往來。脇痛口苦。脉弦者。此邪在少陽經半表半裏之證也。本方主之○邪在表則惡寒。邪在裏則發熱。邪在半表半裏則惡寒且熱。故令寒熱往來。少陽之脉行於兩脇。故令脇痛。其經屬於膽。膽汁上溢。故口苦。膽者肝之府。在五行爲木。有垂枝之象。故脉弦。柴胡性辛温。辛者金之味。故用之以平木。温者春之氣。故就之以入少陽。黄芩質枯而味苦。枯則能浮。苦則能降。君以柴胡。則入少陽矣。然邪之傷人。常乘其虚。用人參甘草者。欲中氣不虚。邪不得復傳入裏耳。是以中氣不虚之人雖有柴胡證俱而人參在可去也。邪初入裏裏氣逆而煩嘔。故用半夏之辛以除嘔逆。邪半在表則榮衛爭。故用薑棗之辛甘以和榮衛。○仲景云胸中煩而不嘔。去半夏人參。加栝蔞實一枚。若渴者去半夏更加人參一兩五錢。栝蔞根四兩。若腹中痛者去黃芩加芍藥三兩。若脇下痞鞕去大棗加牡蠣四兩。若心下悸小便不利者去黃芩加茯苓四兩。若不渴外有微熱者去人參加桂枝三兩溫覆取微汗。若欬者去人參大棗生薑加五味子半升乾薑二兩。以上加減法皆去其所弊加其所宜。茲惟明者求之。不復贅也。

大柴胡湯

柴胡半斤去蘆　黃芩三兩炒　芍藥三兩炒　半夏半升泡十次

生薑五兩　枳實四兩麩炒　大黃二兩酒浸　大棗十二枚

傷寒陽邪入裏，表證未除，裏證又急者，此方主之。

〇表證未除者，寒熱往來，脇痛口苦尚在也。裏證又急者，大便難而燥實也。表證未除，故用柴胡、黃芩以解表；裏證燥實，故用大黃、枳實以攻裏。芍藥能和少陽，半夏能治嘔逆，大棗、生薑又所以調中而和榮衛也。

調胃承氣湯

大黃四兩酒浸　芒硝半升　甘草二兩

傷寒陽明證俱大便秘譫語脉實者此方主之
陽明證俱者不惡寒反惡熱作渴是也傳至陽明
則熱經數日矣熱久則五液乾涸故大便秘液亡
則無水以制火故譫語譫語者呢喃而語妄見妄
言也邪入於裏故脉實大黄苦寒可以蕩實芒硝
鹹寒可以潤燥甘草甘平可以和中此藥行則胃
中調而裏氣承順故曰調胃承氣然猶有戒焉表
證未去而早下之則有結胸痞氣之患此太小陷
胸湯之所以作也夫人惡可以不慎乎

小承氣湯

大黄四兩酒浸　厚朴二兩炒　枳實三枚麩炒

傷寒腹脹滿潮熱狂言而喘者。此方主之○邪在上焦則作滿邪在中焦則作脹。胃中實則作潮熱。曰潮熱者。猶潮水之潮。其來不失時也陽乘於心則狂熱于胃口則喘枳朴去上焦之痞滿大黃蕩胃中之實熱。此其裏證雖成病未危急痞滿燥實。堅猶未全俱。以是方主之。則氣亦順矣故曰小承氣

大承氣湯

大黃四兩酒浸　厚朴半斤姜湯炒　枳實五枚麩炒　芒硝三合

傷寒陽邪入裏痞滿燥實堅全俱者。急以此方主之○調胃承氣湯不用枳朴者。以其不作燥滿。用

之恐傷上焦虛無氤氳之元氣也。小承氣湯不用
芒硝者以其實而未堅用之恐傷下焦血分之真
陰謂不伐其根也。此則上中下三焦皆病。痞滿燥
實堅皆全。故主此方以治之。厚朴苦溫以去痞枳
實苦寒以泄滿。芒硝鹹寒以潤燥軟堅。大黃苦寒
以泄實去熱。雖然。仲景言急下之證。亦有數條。如
少陰屬腎水病則口燥舌乾而渴乃熱邪內炎腎
水將絕宜急下之以救將絕之水。又如腹脹不大
便土勝水也。宜急下之陽明屬土汗出熱盛急下
以存津液腹滿痛者為土實急當下之熱病目不
明熱不已者死此腎水將竭不能照物則已危矣。

須急下之。此皆大承氣證也。若病未危急而早下之。或雖危急而下藥過之。則又有寒中之患。寒中者急溫之。宜與理中湯

桃仁承氣湯

桃仁五十枚去皮尖　桂枝二兩洗淨姚娘用炒　大黃四兩酒浸

芒硝二兩　甘草二兩

傷寒外證已解。小腹急。大便黑。小便利。其人如狂者。有畜血也。此方主之○無頭痛發熱惡寒者為外證已解。小腹急者。邪在下焦也。大便黑者。瘀血漬之也。小便利者。血病而氣不病也。上焦主陽。下焦主陰。陽邪居上焦者。名曰重陽。重陽則狂。今瘀

熱客于下焦，下焦不行，則干上部清陽之分，而天君弗寧矣。故其證如狂。桃仁，潤物也，能澤腸而滑血；大黃，行藥也，能推陳而致新；芒硝，鹹物也，能軟堅而潤燥；甘草，平劑也，能調胃而和中；桂枝，辛物也，能利血而行滯。又曰：血寒則止，血熱則行。桂枝之辛熱，君以桃仁、硝、黃，則入血而助下行之性矣，斯其制方之意乎。

小陷胸湯

黃連一兩去毛　半夏泡七半升　栝蔞實一枚去皮

傷寒下之早，熱結胸中，按之則痛者，小結胸也，此方主之。○三陽經表證未解，而早下之，則表邪乘虛而入故結胷結胷者陽邪固結於胷中不能解散爲鞕爲痛也按之則痛者不按猶未痛也故用小陷胷湯黃連能瀉胷中之熱半夏能散胷中之結括蔞能下胷中之氣然必下後方有是證若未經下後則不曰結胷

大陷胷湯

大黃六兩酒浸　芒硝一升　甘遂一錢

傷寒下之早從心下至小腹鞕滿而痛不可近者大結胷也此方主之○三陽經表證未解而用承氣湯以攻裏者此下之早也下之早則裏虛裏虛則表邪乘之而入三焦皆實故心下至小腹鞕滿

而痛不可近也此其爲證危急尋常藥餌不能平矣故用大黃以蕩實芒硝以軟堅甘遂以直達噫人稱三物之峻矣抑孰稱其有起死之功乎用人之勇去其怒惟善將將者能之

半夏瀉心湯 即甘草瀉心湯

半夏半升製 黃芩炒 乾薑 人參去蘆

甘草各三兩 黃連一兩去毛 大棗十二枚

傷寒下之早胃滿而不痛者爲痞此方主之○傷寒自表入裏傳至三陰三陰亦有在經表證如太陰有桂枝加芍藥湯少陰有麻黃附子細辛湯厥陰有當歸四逆湯之類若不治其表而用承氣湯

下之則傷中氣而陰經之邪乘之矣以既傷之中氣而邪乘之則不能升清降濁痞塞於中如天地不交而成否故曰痞瀉心者瀉心下之邪也蓋半夏之辛所以散痞氣芩連之苦所以瀉痞熱已下之後脾氣必虛人參甘草大棗所以補脾之虛

附子瀉心湯

附子去皮臍一枚　大黃酒浸　黃連去毛炒　黃芩炒各一兩

傷寒心下痞汗出惡寒者此方主之○心下痞故用三黃以瀉痞惡寒汗出故用附子以回陽無三黃則不能以去痞熱無附子恐三黃益損其陽熱有附子寒有三黃寒熱並用斯為有制之兵矣張

機氏識醫家之善將將者也俗醫用寒則不止用熱用熱則不用寒何以異以膠柱而鼓瑟乎

生薑瀉心湯

生薑四兩　甘草炙　人參去蘆　黃芩炒各三兩

半夏半升制去　黃連去毛　乾薑各一兩　大棗十二枚

傷風中風醫反下之其人下利日數十行穀不化腹中雷鳴心下痞鞕而滿乾嘔心煩不得安者此方主之○病在表而反下之則逆矣下而虛其中氣則表邪乘之而入虛不任邪故下利日數十行令人謂之挾熱利也火性急速穀雖入而未及化故穀不化虛陽奔迫故令腹中雷鳴中虛不能化

氣故令痞鞕而滿胃虛客氣上逆故令乾嘔心煩不得安人參甘草大棗胃虛之聖藥也生薑半夏乾薑嘔逆之聖藥也黄連黄芩痞熱之聖藥也

十棗湯

芫花熬　甘遂　大戟各五分　大棗十枚

傷寒表證已去其人漐漐汗出心下痞鞕脇痛乾嘔短氣者此邪熱内畜而有伏飲也本方主之芫花之辛能散飲戟遂之苦能泄水又曰甘遂能直達水飲所結之處三物皆峻利故用大棗以益土此戎衣之後而發鉅橋之意也是方也惟壯實者能用之虛羸之人未可輕與也

三物白散

桔梗 貝母各三分 巴豆一錢炒黑

傷寒寒實結胸無熱證者此方主之○此證或由表解裏熱之時過食冷物故令寒實結胸然必無熱證者為是桔梗貝母之苦用之以下氣巴豆之辛用之以去實又曰病在膈上則吐病在膈下則利此桔貝主上巴豆主下之意服後不行者益以温湯行之過多者止以涼粥

大陷胸丸

大黃酒浸半斤 葶藶炒 杏仁去皮尖

芒硝各半升 甘遂一錢 白蜜二合為丸

頓服之一宿乃下不下者又服之

傷寒結胸項強如柔痓狀此方下之則和○結胸項強者胸滿鞕痛能仰而不能俛也有汗項強爲柔痓此雖有汗其項強乃胸中滿實而不能俛非是中風痓急故曰如柔痓不用湯液而用丸劑何也湯主蕩滌前用大陷胸湯者以其從心下至少腹皆鞕痛三焦皆實故用湯以蕩之此惟上焦滿實用湯液恐傷中下二焦之陰故用丸劑以攻之大黃芒硝之苦寒所以下熱葶藶杏仁之苦甘所以泄滿甘遂取其直達白蜜取其潤利

抵當湯丸

水蛭三十枚炒褐色　虻蟲三十枚去翅足炒

桃仁三十枚去皮尖　大黃三兩酒浸

傷寒不結胸發狂少腹鞕滿小便自利脉沈結者以太陽隨經瘀熱在裏而有瘀血也此方主之○宜結胸而不結胸故曰不結胸瘀熱內實故令發狂發狂則重於桃仁承氣如狂矣少腹鞕滿者下焦實也小便利者血病而氣不病也病深入裏故脉沈內有積瘀故脉結脉行肌下謂之沈遲時一止謂之結自經而言則曰太陽自府而言則曰膀胱陽邪由經而入結於膀胱故曰隨經瘀熱在裏熱結血燥是瘀血也經曰苦走血鹹勝血虻蟲水

蛭之鹹苦所以除蓄血滑能利腸苦能泄熱桃仁大黃之苦滑所以利血熱

梔子豉湯

梔子十四枚擘　香豉四合

傷寒汗吐下後虛煩不得眠心中懊憹者此方主之○汗吐下之後正氣不足邪氣乘虛而結於胸中故煩熱懊憹煩熱者煩擾而熱懊憹者懊惱憹悶也梔子味苦能湧吐熱邪香豉氣寒能勝熱勢所謂苦勝熱腐勝焦也是方也惟吐無形之虛煩則可若用之以去實則非梔子所能宣矣宣實者以後方瓜蔕散主之

瓜蒂散

苦瓜蒂炒 赤小豆各五分

傷寒胷中多痰。頭痛者。此方吐之。○胷中多痰。便是實證。與虛煩不同。痰熱交滯。故令頭痛。經曰。若能湧泄。瓜蒂苦物也。故用之在上。則湧胷中實痰。陶隱居曰。燥可去濕。赤小豆之屬是也。此用之爲佐。亦是燥其濕痰之意。是方也。吐痰誠爲快利。諸亡血虛家。則又在所禁矣。盖血亡而復用吐。則氣亦去。虛家而復用吐。則損其陰。

文蛤散

文蛤爲末方寸匕

病在陽反噀以水熱攻於内寒更益堅欲飲水而不渴者此方主之○不當與水而與飲之故曰反噀以水熱雖攻於内因水寒不散故欲飲而不渴此其有停水可知矣故用文蛤之鹹以潤下而破水

五苓散

茯苓　猪苓　白朮各十八銖　澤瀉一兩六銖　桂半兩

傷寒小便不利而渴者此方主之○水道爲熱所秘故令小便不利小便不利則不能運化津液故令渴水無當於五味故用淡以治水茯苓猪苓澤瀉白朮雖有或潤或燥之殊然其爲淡則一也故

均足以利水。桂性辛熱，辛熱則能化氣。經曰。膀胱者，州都之官，津液藏焉，氣化則能出矣。此用桂之意也。桂有化氣之功。故並稱曰五苓。濁陰既出下竅，則清陽自出上竅。又熱隨溺而泄，則渴不治可以自除。雖然，小便不利，亦有因汗下之後，內亡津液而致者。不可強以五苓散利之。強利之，則重亡津液，益虧其陰。故曰。大下之後，復發汗，小便不利者，亡津液故也。勿治之，得小便利，必自愈。師又曰太陽隨經之邪，直達膀胱，小便不利，其人如狂者。此太陽之邪不傳他經，自入其府也。五苓散主之。亦是使陽邪由溺而泄耳。互考見霍亂門。

猪苓湯

猪苓　茯苓　澤瀉　滑石各三錢　阿膠一錢蚌粉炒

傷寒少陰下利而主此方者，分其小便而下利自止也。傷寒渴欲飲水，小便不利而主此方者，導其陽邪由溺而泄。則津液運化而渴自愈也。又曰：猪苓質枯輕清之象也。能滲上焦之濕；茯苓味甘。中宮之性也。能滲中焦之濕；澤瀉味鹹。潤下之性也，能滲下焦之濕；滑石性寒清肅之令也。能滲濕中之熱。四物皆滲利。則又有下多亡陰之懼，故用阿膠佐之，以存津液於決瀆爾。

茵蔯蒿湯

茵蔯蒿半兩　梔子四枚炒　大黃三錢酒浸

傷寒頭汗出渴飲水漿小便不利者身必發黃此方主之○頭汗出者熱是頭有汗劑頸而還皆無汗也。內有實熱。故渴飲水漿。升降不交。故小便不利。濕熱欝於中而不得越。故必發黃。經曰大熱之氣。寒以取之。故用茵蔯苦入心而寒勝熱。故用梔子推除邪熱。必假將軍。故用大黃。又曰茵蔯梔子能導濕熱由小便而出。故用之。

甘桔湯

桔梗一兩　甘草二兩

少陰病咽痛者此方主之○口燥舌乾而渴脉來

況若少陰病也。少陰之脉。循喉嚨。挾舌本。故咽痛甘草緩邪熱而兼發散。桔梗下膈熱而治咽喉

小建中湯

桂　甘草　生薑各三兩　芍藥六兩炒

膠飴一升　大棗十二枚

傷寒腹中急痛者。此方主之○腹中急痛。則陰陽乖於中。而脾氣不建矣。故立建中湯。桂肉與桂枝不同。枝則味薄。故用之以解肌。肉則味厚。故用之以建裏。芍藥之酸。收陰氣而健脾。生薑之辛。散寒邪而輔正。經曰。脾欲緩。急食甘以緩之。故用甘草大棗膠飴以緩急痛。又曰。嘔家不可用建中。為其

甘也則夫腹痛而兼嘔者又非建中所宜矣

黃耆建中湯

黃耆　桂各一錢半　白芍藥三錢　甘草一錢

傷寒汗後身痛脉遲弱者此方主之○汗後身痛者此由汗多耗損陰氣不能榮養筋骨故令身痛陽虛故令脉遲汗後故令脉弱黃耆甘草之甘補中氣也然桂中有辛同用之足以益衛氣而實表芍藥之酸收陰氣也桂中有熱同用之足以利榮血而補虛此方以建中名者建立中氣使其生育榮衛通行津液則表不虛而身痛自愈矣

黃芩湯

黄芩三兩炒　甘草二兩　芍藥二兩炒　大棗十二枚

太陽與少陽合病必自下利者此方主之○太陽與少陽合病者有太陽證頭痛身熱脊強而又有少陽證耳聾脇痛寒熱往來嘔而口苦也必自下利者表實裏虛邪熱漸攻於裏故也若太陽與陽明合病自下利爲在表當與葛根湯發汗陽明少陽合病自下利爲在裏可與承氣湯下之此太陽少陽合病自下利爲在半表半裏非汗下所宜故與黄芩湯師曰虛而不實者苦以堅之酸以收之故用黄芩芍藥以堅斂腸胃弱而不實者甘以補之故用甘草大棗以補益腸胃其有加半夏者爲

其嘔也

黄連湯

黄連去毛炒　乾薑炒　桂枝炒　甘草各三兩

人參二兩　半夏半升　大棗十二枚

傷寒胃中有熱而欲嘔胃中有寒而作痛者與此湯以升降陰陽○黄連之苦以泄上熱而降陽薑桂半夏之辛以散中寒而升陰人參甘草大棗之甘可緩中急而益胃是方也以黄連之寒佐以薑桂之辛則寒者不滯以薑桂之熱君以黄連之苦則熱者不燥寒熱之相用猶奇正之相倚耳况夫人參甘草之益胃又所以宰中而建招摇矣乎

炙甘草湯

甘草四兩炙　桂枝三兩　生薑各三兩

生地黄一斤　人参　阿膠各二兩

麥門冬　麻仁各半升　大棗十二枚

傷寒脉結代，心動悸者，此方主之。○結與代皆止脉也。此由氣血虚衰，真氣不能相續，故有此脉。心動悸者，動而不自安也。亦由真氣内虚所致。補可以去弱，故用人参、甘草、大棗，温可以生陽，故用生薑、桂枝，潤可以滋陰，故用阿膠、麻仁，而生地、麥冬者，又所以清心而寧悸也。

茯苓甘草湯

茯苓（去皮）　桂枝（炒，各二兩）　生薑（二兩）　甘草（一兩）

傷寒水氣乘心，心動悸者，此方主之。○水氣乘心而悸者，以水者心火之所畏也，故乘之則為動悸。此飲水過多之所致也。淡可以滲水，故用茯苓；辛可以散飲，故用薑桂；益土可以制水，故用甘草。又曰：飲之為悸，甚於他邪，雖有餘邪，必先治悸。蓋以水停心下，不早治之，浸於肺則為喘，為欬；傳於胃則為噦，為噎；溢於皮膚則為腫；漬於腸間則為利下故也。經曰：厥而心下悸，宜先治水，後治其厥。厥為邪之深者，猶先治水，則夫病淺於厥者可知矣。

茯苓桂枝甘草大棗湯

茯苓半斤去皮　桂枝四兩炒　甘草二兩　大棗十五枚

甘瀾水煎

傷寒汗後臍下悸欲作奔豚者此方主之○汗後則心液虛腎者水藏欲乘心火之虛而剋之故臍下悸欲作奔豚而上陵於心也茯苓甘淡可以益土而伐腎邪桂枝辛熱可以益火而平腎氣甘草大棗之甘可以益脾益脾所以制腎也煎以甘瀾水者揚之無力取其不助腎氣爾

眞武湯

茯苓去皮　芍藥炒　生薑各三兩

白朮二兩炒　附子一枚製

傷寒發汗過多，其人心下悸，頭眩身瞤，振振欲擗地者，此方主之。○汗多而心下悸，此心亡津液，腎氣欲上而陵心也。頭眩身瞤，振振欲擗地者，此汗多亡陽，虛邪內動也。真武，北方之神，司水火者也。今腎氣陵心，虛邪內動，有水火奔騰之象，故名此湯以主之。茯苓、白朮，補土利水之物也，可以伐腎而療心悸；生薑、附子，益衛回陽之物也，可以壯火而祛虛邪；芍藥之酸，收陰氣也，可以和榮而生津液。

理中湯

人參去蘆　白朮炒　乾薑炮　甘草炮

太陰自利不渇寒多而嘔腹痛鴨溏霍亂此太陰有真寒也本方主之○太陰者脾也自利渇者爲熱證不渇者爲寒脾喜温而惡寒寒多故令嘔寒者肅殺之氣故令腹痛鴨溏者後便如鴨之溏亦是虚寒所致霍亂者邪在中焦令人上吐下瀉手足揮霍而目瞭亂也霍亂有陰陽二證此則由寒而致故耳病因於寒故用乾薑之温邪之所湊其氣必虚故用人參白朮甘草之補

呉茱萸湯

呉茱萸一升 泡過 人參三兩 去蘆 生薑六兩 大棗十二枚

傷寒食穀欲嘔者屬陽明也此湯主之得湯反劇

者屬上焦此非所宜也少陰犯真寒吐利手足厥冷煩燥欲死者此湯主之厥陰乾嘔吐沫頭痛者亦此湯主之○陽明胃也為倉廩之官主納水穀有寒故令食穀欲嘔呉茱萸溫之宜矣若得湯反劇便非胃中寒乃是上焦火宜用涼劑而呉茱萸非宜矣少陰犯真寒者足少陰腎藏中寒與傳來陽證不同也腎間陰寒盛則上格乎陽而為吐經曰腎主二便故腎寒則大便不禁而為利手足得陽而溫受氣於內者也內有陰寒故令手足厥逆而冷煩燥者陰盛格陽陽氣內爭故令陽煩而陰燥斯其為證亦危矣故欲死厥陰者肝也寒氣內

格故乾嘔吐沫厥陰與督脉會於巔故頭痛吳茱萸辛熱而味厚經曰味為陰味厚為陰中之陰故走下焦而溫少陰厥陰佐以生薑散其寒也佐以人參大棗補中虛也雖然張機氏立是方以治少陰厥陰之寒也固矣不又曰少陰病吐利煩燥四逆者死乎厥冷之與四逆無相遠也臨病之工焉可不慎。

白通湯

葱白四莖　乾薑一兩炮　附子一枚炮

少陰下利者此方主之○少陰屬腎水藏也得天地閉藏之令主禁固二便寒邪居之則病而失其

體矣故下利葱白所以通陽氣也薑附所以散陰寒也是方也能散陰而通陽故即葱白而名曰白通

白通加人尿猪膽汁湯

葱白四莖　乾薑一兩炮　附子一枚炮

人尿五合　猪膽汁一合

少陰下利脉微者與白通湯利不止厥逆無脉乾嘔煩者此方主之服湯脉暴出者死微續者生

少陰下利脉微此少陰有真寒也故與白通湯散陰復陽若利不止厥逆無脉乾嘔煩者乃寒盛格拒乎陽藥不能達於少陰而陽逆亂于上故也加

人尿猪膽者取其苦寒與陰同類可以引薑附入拒格之寒而調其逆內經曰必同其氣可使平也正此之謂入腹之後冷體既消熱性便發病氣隨去煩嘔皆除情且不違而致大益此奇正相伏之兵也惟明者知之其服湯脉暴出者正氣因發泄而脫也故死脉微續者陽氣漸復也故生

附子湯

附子二枚炮　茯苓去皮　芍藥炒各三兩

人參二兩　白朮四兩炒

少陰病口中和背惡寒者此方主之少陰病身體痛手足寒骨節痛脉沈者亦此方主之○傷寒以

陽爲主上件病皆陰勝幾於無陽矣辛甘皆陽也。故用附术參苓以養陽辛温之藥過多則恐有偏陽之弊故又用芍藥以扶陰經曰火欲實水當平之此用芍藥之意也

四逆湯

甘草二兩　乾薑一兩　附子一枚　煎成涼服

太陰自利不渴陰證脉沈身痛與夫厥逆下利脉不至者此方皆主之○論曰自利不渴屬太陰太陰主水穀病故自利內有真寒故不渴陰證若舉三陰而言則又非獨太陰矣病在裏故脉沈寒則血脉凝澁故身痛四肢受氣於裏裏寒則陽氣不

能宣布於手足故四肢厥逆而冷下利亦是裏寒
脉不至者寒極而脉藏伏也經曰寒淫於内治以
甘熱故用甘草薑附大熱之劑申發陽氣袪散陰
寒能溫經煖肌而回四逆因以名湯焉然必凉服
者經曰治寒以熱凉而行之是也否則戴陽者反
增上燥耳目口鼻皆血者有矣藥之難用也有如
此

乾薑黄連黄芩人參湯

乾薑炮　黄連炮　黄芩炮　人參去蘆各三兩

傷寒誤吐下寒氣内格食入口即吐者此方主之

○不當吐下而吐下之故曰誤吐下如用梔子瓜

蒂之類以吐之，又用承氣之類以下之，其性皆寒，誤用之則損中氣，中氣既虛且寒，便惡穀氣，故食入口即吐。入口即吐者，猶未下咽之謂也。用乾薑之辛熱，所以散寒；用人參之甘溫，所以補虛；復用芩連之寒苦者，所以假之從寒而通格也。經曰：有假其氣，則無禁也。正此之謂。自非深得經旨，胡能隨其變耶。

當歸四逆湯

當歸去土　桂枝　芍藥炒各三兩　細辛去土

甘草炙　通草各二兩　大棗二十五枚

論曰：傷寒脉滑而厥者，裏有熱也，白虎湯主之。手足厥寒脉細欲絶者當歸四逆湯主之○滑陽脉也故其厥爲陽厥乃火極似水乾之上九亢龍有悔之象也故用白虎白虎者見前若手足厥寒脉細欲絶則非白虎所宜矣手足厥寒責陽氣外虚不温四末脉細欲絶責陰血内弱脉行不利陽氣外虚故用桂枝細辛以温其表陰血内弱故用當歸芍藥以調其裏通草通其陰陽大棗甘草和其榮衛是證也自表入裏雖曰傳至厥陰始終只是陽證與寒邪直中三陰不同故不用呉茱萸附子而用桂枝湯加當歸細辛通草爾明者自得之

當歸四逆加呉茱萸生薑湯

當歸去土　芍藥炒　桂枝各三兩
細辛去土　甘草炙　通草各二兩
大棗二十五枚　吳茱萸三錢泡　生薑六錢

論曰。若其人內有久寒者，當歸四逆加吳茱萸生薑湯主之。○此承上文言，雖有手足厥寒脈細欲絕證候，若其人內有久寒，則加吳茱萸生薑，散久寒而行陽氣。曰久寒者，陳久之寒，非時下直中之寒也，明矣。

桂枝加芍藥湯

桂枝三兩淨洗　芍藥六兩炒　甘草二兩
生薑三兩　大棗十二枚

本太陽病醫反下之因而腹滿時痛者爲太陰也

桂枝加芍藥湯主之○表證未罷而醫下之邪乘裏虛當作結胸今不作結胸而作腹滿時痛是爲於太陰裏氣不和故腹滿時痛耳時痛者有時而痛非大實之痛也故但與桂枝湯以解表加芍藥以和裏

桂枝加大黃湯

桂枝　芍藥　生薑各三兩

甘草二兩　大棗十二枚　大黃一兩

表證未罷因誤下而大實痛者此方主之○大凡表證未罷仍當解表若誤下以虛其裏則餘邪乘

虛而入內，作大實痛，曰大實痛，則非有時而痛者可例矣。故前方但倍芍藥，而此則加大黃。加大黃者，取其苦寒能蕩實也。論又曰：太陰爲病，脉弱，其人續自便利，設當行大黃芍藥者，宜减之，以其人胃氣弱，易動故也。則夫俗醫不辨虛實而執方治病者，皆仲景之罪人矣。

桂枝加附子湯

桂枝　芍藥　生薑各三　大棗十二枚

甘草二兩　附子三枚

太陽病，發汗，遂漏不止，其人惡風，小便難，四肢微急，難以屈伸者，此方主之。風濕相搏，身體疼煩，不能轉側者亦此方主之○發汗遂漏不止則虛其表而亡陽陽虛則無以衛外故其人惡風小便難者經虛府亦虛而膀胱之氣不化不化則不出故小便難汗多表亡津液則無以養筋故四肢微急難以屈伸用桂枝湯所以和在表之榮衛加附子所以壯在表之元陽風濕相搏者風邪與濕邪相搏激也然何以知之若風邪爲患必分六經今身體盡是疼煩不能轉側則無六經可辨之證故知其風濕相搏也與桂枝湯解在表之風加附子以溫寒濕

麻黄附子細辛湯

麻黄去節　細辛去土各二兩　附子一枚

少陰病始得之反發熱脉沈者此方主之○病發於陰者當無熱今少陰病始得之何以反發熱也此乃太陽經表裏相傳之證故耳蓋太陽膀胱經與少陰腎經相為表裏腎經虛則太陽之邪由絡直入腎藏餘邪未盡入裏故表有發熱真寒入腎故裏有脉沈有太陽之表熱故用麻黄以發汗有少陰之裏寒故用辛附以温中。

黄連阿膠湯

黄連去毛炒四兩　黄芩炒一兩　雞子黄生用二枚

芍藥炒二兩　阿膠蚌粉炒三兩

少陰病心煩不得卧者此方主之○寒邪徑中三陰者名曰陰證始終只是一經不復再傳今自三陽經傳來雖至三陰猶曰陽證所以有傳有不傳者以陰靜陽動也少陰病者有舌乾口燥欲寐諸證也欲寐而不得寐故曰心煩不得卧也少陰者水藏水爲熱灼不足以濟火故心煩陽有餘者瀉之以苦故用黄芩黄連之苦陰不足者補之以甘故用鷄黄阿膠之甘陰氣耗者斂之以酸故復佐以芍藥之酸

桃花湯

赤石脂一斤　乾薑一兩　粳米一升

少陰病下利便膿血者此方主之〇此證自三陽傳來者純是熱證成無已因其下利而曰協熱而因其用乾薑而曰裏寒皆謂不然蓋少陰腎水也主禁固二便腎水爲火所灼不能濟火熱克伐大腸金故下利且便膿血此方用赤石脂以其性寒而澀寒可以濟熱澀可以固脫用乾薑者假其熱以從治猶之白通湯加人尿猪膽乾薑黃連黃芩人參湯用芩連彼假其寒此假其熱均之假以從治爾內經曰寒者熱之熱者寒之微者逆之甚者從之逆者正治從者反治從少從多觀其事也正此之謂用粳米者恐石脂性寒損胃故用粳米以

和之向使少陰有寒則乾薑一兩之寡豈足以溫而石脂一斤之多適足以濟寒而殺人矣豈仲景之方乎噫以聊攝之明猶且昧此則下聊攝者可知矣

白頭翁湯

白頭翁　黃栢　黃連　秦皮

傷寒熱利下重者此方主之○熱利者協熱而利下重者下利頻數而重也藥之爲性寒者能除熱苦者能厚腸四件皆苦寒故治熱利而療下重也

四逆散

甘草炙　枳實麩炒　柴胡去蘆　芍藥炒

少陰病四逆者此方主之○此陽邪傳至少陰裏有結熱則陽氣不能交接於四末故四逆而不溫用枳實所以破結氣而除裏熱用柴胡所以升發真陽而回四逆甘草和其不調之氣芍藥收其失位之陰是證也雖曰陽邪在裏甚不可下蓋傷寒以陽為主四逆有陰進之象若復用苦寒之藥下之則陽益虧矣是在所忌論曰諸四逆者不可下之蓋謂此也

赤石脂禹餘糧湯

赤石脂　禹餘糧各一

傷寒下之利不止病在下焦者此方主之○下之

利不止者下之虛其裏邪熱乘其虛故利虛而不能禁固故不止更無中焦之證故曰病在下焦澁可以固脫故用赤石脂重可以鎮固故用禹餘粮然惟病在下焦者可以用之若病在中焦而誤與爲虛者則二物之寒益壞中氣實者固而澁之則邪無自而泄必增腹脹且痛矣愼之

旋覆代赭石湯

旋覆花　甘草各三兩　代赭石一兩　人參二兩

半夏半升　生薑五兩　大棗十二枚

傷寒發汗若吐若下解後心下痞鞕噫氣不除者此方主之汗吐下而解則中氣必虛虛則濁氣

不降而上逆故作痞鞕逆氣上干于心心不受邪故噫氣不除内經宣明五氣篇曰五氣所病心爲噫是也旋覆之鹹能耎痞鞕而下氣代赭之重能鎮心君而止噫薑夏之辛所以散逆參草大棗之甘所以補虛或曰汗吐中虛肺金失令肝氣乘脾而作上逆逆氣干心心病爲噫此方用代赭石固所以鎮心而亦所以平肝也亦是究理之論

葛根黄芩黄連湯

葛根半斤　黄芩炒　甘草各二兩　黄連三兩

太陽表證醫反下之利遂不止表證尚在喘而汗出者此方主之○病在表而下之則虛其裏陽邪

乘虛而入故協熱而利不止表有頭疼發熱惡寒故曰表證尚在裏在熱邪故喘而汗出表證尚在故用葛根甘草之辛甘以解表裏在邪熱故用黃芩黃連之苦寒以清裏

脾約丸

麻仁二升去殼　芍藥炒　枳實麩炒各半斤

厚朴姜湯炒　大黃酒浸　杏仁去皮尖各一斤

傷寒差後胃強脾弱約束津液不得四布但輸膀胱致小便數而大便難者主此方以通腸潤燥枳實大黃厚朴承氣物也麻仁杏仁潤腸物也芍藥之酸斂津液也然必胃強者能用之若非胃強

則承氣之物在所禁矣

竹葉石膏湯

竹葉二把　石膏一斤　半夏製　粳米各半升
人參三兩去蘆　甘草一兩炙　麥門冬一升去心

傷寒差後虛羸少氣氣逆欲吐者此方主之○傷寒由汗吐下而瘥必虛羸少氣虛則氣熱而浮故逆而欲吐竹葉石膏門冬之寒所以清餘熱人參甘草之甘所以補不足半夏之辛所以散逆氣用粳米者恐石膏過寒損胃用之以和中氣也

烏梅丸

烏梅三十枚去核　人參去蘆　細辛去土　黃栢去皮

附子炮　桂枝净洗炮各六錢　黄連一兩六錢炒
乾薑炮一兩　當歸净洗　蜀椒去目及閉目者各四錢
胃虛藏寒得食而嘔蚘從上出者此方主之○烏梅味酸蛔得之而軟連栢味苦蛔得之而伏椒細味辛蛔得之而死乾薑附桂温藏寒也人參當歸補胃虛也。

燒裩散

裩襠取隱處者燒灰方寸匕水和服男取女者女取男者

傷寒陰陽易者此方主之○傷寒男子新差未平復婦人與之交得病名曰陽易婦人傷寒新差未平復男子與之交得病名曰陰易又無病人

染著餘毒而病如換易也取此物者亦以病因於陰陽感召而得故亦以陰陽之理治之又曰五味入口鹹入腎腐入腎臊入腎乃濁陰歸地之意也裩襠味鹹而腐臊故能入少陰燒之則溫故足以化氣灰之則濁故足以溺膀胱經曰濁陰歸六府是也藥物雖陋而用意至微不因其陋而忽之則升仲景之階矣

枳實梔子豆豉大黃湯

枳實三枚　梔子十四枚　豆豉一升　大黃一兩

傷寒新瘥後食復者此方主之○傷寒新瘥胃氣未復內傷飲食其熱復至名曰食復枳實本草記

搴胃中之食。梔子香豉能祛胸中之熱。

蜜導煎法

白蜜二合。煎之作挺。長如指許。內便道中。病人以手急抱。欲大便時去之。

自汗大便秘者。此方治之。○胃家實則自汗。自汗亡其胃液。則便秘。若以下藥與之。則益亡其液矣。故用導法。導法者。迎而奪之之兵也。

猪膽導法

大猪膽一枚。入醋少許。取竹管五寸許。以一頭入膽。一頭內入穀道中。賫汁灌入肛內。頃當大便出。

陽明自汗反小便利屎雖鞕不可攻者宜行此法○自汗則胃亡津液當小便不利今小便反利則熱猶未實屎雖鞕不可攻也故以此法導之猪膽能澤大腸入醋能斂腸液故便難者得之則易經曰燥者濡之此法之謂也

搐鼻法

苦瓜蔕不拘多少爲末令病人噙水一口將此藥搐一字入鼻中出黄水愈

濕家鼻塞頭疼宜行此法○濕家頭疼是濁邪干清陽之分也鼻者氣竅上通於腦下屬於肺濁邪干之故清竅不利瓜蔕苦而善湧瀉鼻竅受之則

能出濁邪而瀉濕熱經曰客者除之此之謂也

陰毒熏法

大豆二升炒令極熟先以淨桶內置熱醋三升旋扶病人坐桶上蒸少時却以熱豆傾桶中又蒸之有傾囊下却與陰證藥服

陰毒逆冷囊縮者此方主之○陰毒者經中三陰之寒毒也寒主收引故陰盛則囊縮熱主施張故熏蒸則囊縱且味甘而醋味酸甘酸令則能感召厥陰肝木之氣而行宣發之令矣經曰開之發之適事為故此之謂也

葱熨法

以索纏葱白如臂大切去根及青留白二寸許先以火灸熱一面以着病人臍下上用熨斗貯火熨之令葱并熱氣入腹内更作三四餅壞則易之若病人醒手足温有汗則瘥否則不治行此法更當以四逆湯之類温之

陰毒四肢逆冷腹痛暴絶者此法主之○凡人氣之呼出者心肺主之氣之吸入者肝腎主之陰寒中於肝腎則不能主吸入之氣故氣有出而無入令人逆冷腹痛暴絶而死宜外行葱熨法内服四逆湯葱有通中之妙灸有回陽之功經曰熱因寒用此之謂也

陰毒蓄艾法

用乾艾葉揉熟去灰作艾炷取臍下一寸五分名氣海二寸丹田三寸關元灸五十壯至二三百壯以手足漸溫人事稍甦爲可治

陰毒手足厥冷不省人事者此法行之○手足不自溫也受氣於中而後溫裏有陰寒故手足厥冷陽氣明陰氣昏不省人事者乃陰盛而失神明之官也甲乙經曰氣海丹田任脈所發關元足三陰任脈之會是任脈實貫三陰而三陰之脈皆會於任脈也故陰毒中於三陰者取而灸之有寒谷回春之妙

水漬法

疊青布數重新水漬之稍擠去水搭于患人胷
上須臾蒸熱又以別浸冷布易之頻換新水熱
稍退可進陽毒藥
陽毒漸深脉洪大内外結熱舌捲焦黑鼻如煙煤
者此法行之○陽毒者三陽熱證之毒也由表入
裏故曰漸深洪大皆陽脉表邪未去裏熱又甚故
曰內外皆熱此由失汗之所致也舌捲者熱爍筋
弛而筋縮急也舌焦而黑鼻如煙煤此火極而兼
水化亢龍有悔之象也行此法者水可以滅火寒
可以却熱外可以安內經曰行水漬之和其中外

可使畢已此之謂也

少陰即太谿穴也在兩足內踝後跟骨上動脉陷中灸七壯

灸少陰法

少陰吐利手足不冷反發熱脉不至者此法行之

○少陰腎也寒中少陰陰寒格陽上逆故吐少陰主二便病寒故利陰在內拒陽於外故手足不冷而反發熱脉不至者陰盛於內而脉沈陷也太谿腎之俞也于焉而灸之所以引外絡之陽使之歸原如易所謂不遠之復也

易復卦象傳不遠復意陽是失而一陽来復之道理也

接汗法

薑葱各半斤煎湯一斛傾大盆中用小板一塊横加盆上令患人坐卧其上蒸之外以席被圍定露其口鼻外可進發汗藥

朔方嚴寒之地腠理閉密汗不易泄故行此法蓋薑葱能通腠理作湯以蒸之則表疏而汗易泄延外合之兵也

撲粉

龍骨　牡蠣　糯米各等分爲末

服發汗藥出汗過多者以此粉撲之○汗多有亡陽之戒故用龍骨牡蠣之澁以固脫入糯米者取其粘膩云爾乃術外之兵也

刺期門

期門穴名婦人屈乳頭向下盡處是穴。乳小者以一指爲率陷中有動脉。刺之令病人吸五吸。停針良久出針。

婦人熱入血室脇下滿如結胷狀譫語者此刺主之。○婦人傷寒發熱月事適來。血室空虛邪熱乘虛而入。名曰熱入血室。血室衝脉也。脇下滿如結胷狀者衝脉貫肝膈至胷中而散。故所過皆病也譫語者邪熱内甚而神明亂也。期門肝之募穴。刺之出血乃隨其實而瀉之兵之迎奪者也。

大柴胡湯

羌活　獨活　防巳　防風　蒼术　白术
黄連　黄芩　細辛　川芎　甘草各三錢
生地黄兩　知母三錢

傷寒兩感者，此方主之。○兩感者，一日太陽與少陰俱病，謂有太陽證之頭疼身熱脊强，而又有少陰證之口乾煩滿而渴也；二日則陽明與太陰俱病，謂有陽明證之身熱譫語，而又有太陰證之腹滿不欲食也；三日則少陽與厥陰俱病，謂有少陽證之耳聾脇痛，而又有厥陰證之囊縮厥逆也。凡此兩感之證，欲汗之則有裏，欲下之則有表，表裏不能一治，故《内經》、仲景皆稱必死而無治法。易老意曰諸雖有表裏之殊而無陰陽之異傳經者皆為陽邪一於升陽散熱滋養陰藏則感之淺者尚或可平矣經曰氣薄則發泄故用羌活獨活防風蒼朮細辛川芎之氣薄者以升發其傳經之邪又曰寒勝熱故用黃連黃芩防已生地知母之寒苦者以培養其受傷之陰以升散諸藥而臣以寒涼則升者不峻以寒涼諸藥而君以升散則寒者不滯白朮甘草脾家藥也用之者所以益其脾胃而建中營之幟爾嗚呼於不可治之中而求為可治之策大羌活者其萬死一生之兵乎

感冒門第三

叙曰：六氣襲人，深者爲中，次者爲傷，輕者爲感冒。今世人之論也。古昔明醫未嘗析此見也。生乎今之世，則亦趨時人之論矣。故考五方以治感冒。

香蘇散

紫蘇　香附醋製各二兩　陳皮去白一兩　甘草半兩

四時感冒風邪，頭痛發熱者，此方主之。○南方風氣柔弱，傷于風寒，俗稱感冒。感冒者，受邪膚淺之名也。内經曰：卑下之地，春氣常存。故東南卑下之區，感風之證居多。所以令人頭痛發熱，而無六經之證可求者，所感人也。由鼻而入，實於上部，不在

六經故令頭痛發熱而已是方也紫蘇香附陳皮之辛芬所以疏邪而正氣甘草之甘平所以和中而輔正尔

芎蘇散

川芎七錢　半夏製六錢　柴胡去蘆　茯苓各五錢

紫蘇葉　乾葛各三錢五分　陳皮去白　枳殼去穰

桔梗　甘草各三錢

外有頭痛發熱惡寒內有咳嗽吐痰氣涌者此方主之○川芎蘇葉乾葛柴胡解表藥也表解則頭痛發熱惡寒自愈桔梗半夏陳皮枳殼茯苓甘草和裏藥也裏和則欬嗽吐痰氣涌自除

十神湯

川芎　甘草　麻黄　乾葛　赤芍藥

升麻　白芷　陳皮　香附　紫蘇等分

此治外感風寒之套劑也○古人治風寒必分六經見證用藥然亦有只是發熱頭痛惡寒鼻塞而六經之證不甚顯者故亦總以疏表利氣之藥主之而已是方也川芎麻黄乾葛升麻白芷紫蘇香附陳皮皆辛香利氣之品故可以解感冒氣塞之證乃赤芍者所以和陰氣於發汗之中而甘草者所以和陽氣於疏利之隊也

參蘇飲

人參去蘆　紫蘇　半夏製　陳皮去白

茯苓去皮　木香　枳殼炒　乾葛

前胡去蘆　桔梗　甘草各五錢

勞倦感冒，姙娠感冒，併宜此方主之。○感冒宜解表，故用紫蘇、乾葛、前胡；勞倦、姙娠宜補裏，故用人參、茯苓、甘草。乃木香、半夏、枳殼、桔梗、陳皮，所以和利表裏之氣。氣和則神和，神和則無病矣。

藿香正氣散

大腹皮洗淨　白芷　茯苓去皮　蘇莖葉

藿香各二兩　白朮炒　陳皮去白　厚朴姜湯炒

桔梗　半夏各二兩　炙甘草一兩

凡受四時不正之氣憎寒壯熱者此方主之○風寒客于皮毛理宜解表四時不正之氣由鼻而入不在表而在裏故不用大汗以解表但用芬香利氣之品以主之白芷紫蘇藿香陳皮腹皮厚朴桔梗皆氣勝者也故足以正不正之氣白朮茯苓半夏甘草則甘平之品耳所以培養中氣而樹中營之幟者也

暑門第四

叙曰暑六氣之一也實者清其暑虛者益其氣此

大都也。至於雜病相揉，則變通在我而已。今共九方，如左，論證論藥，可謂與其大綱領類而通，弗可勝用矣

黃連香薷飲

香薷一兩　厚朴炒　白匾豆各半兩　黃連炒三錢

夏至後暑熱吐利煩心者，此方冷服之。暑，陽邪也，干于脾則吐利，干于心則煩心。香薷之香入脾，清暑而定吐利；黃連之苦入心，却熱而治煩心。暑邪結于胸中，非厚朴不散。暑邪陷于脾胃，非匾豆無以和中。然必冷服者，經所謂治溫以清，涼而行之是也。是方也，於伏熱之時，自覺酷暑蒸炎，或遠行

而歸自覺傷於暑熱服二劑誠爲切當今人坐于高堂廣廈之中身與冰盤水閣相習與浮瓜水菓相厭暑邪原淺每求此藥服之甚者日日飲之是謂誅罰太過弱者寒中之疾作於旦暮壯者待時而病秋季爲瀉爲利矣慎之

十味香薷飲

香薷一兩用穗　人參去蘆　陳皮　黃耆炙

白朮炒　白扁豆　甘草炒　厚朴炒

白茯苓　木瓜各半兩

伏暑身體倦怠神昏頭重吐利者此方主之○暑能傷氣故身體倦怠神思昏沉暑爲陽邪故伏於

上而頭重著邪于胃故既吐且利火熱横流肺氣受病人參黄耆益肺氣也肺爲子脾爲母肺虚者宜補其母白朮茯苓扁豆甘草皆補母也火爲母土爲子火實者宜瀉其子厚朴陳皮平其敦阜即瀉子也香薷之香散暑邪而破濕熱木瓜之酸收陰氣而消脾濕脾氣調則吐利自息肺氣復則倦怠皆除

人參白虎湯

人參　石膏　知母　甘草

暑月中熱汗出惡寒身熱而渴脉虚者此方主之

○暑陽邪也中人則傷衛衛虚則不能固表故汗

出且惡寒表有者邪故身熱裏有暑邪故口渴暑傷於氣故脉虛經曰壯火食氣故用人參甘草以補氣石膏性寒味甘辛寒則能除熱甘則能調胃辛則能解肌以其行清肅之令而除煩者得西方金神之象故以白虎名之用之者經所謂折其鬱氣是也知母滋陰益腎易義曰大炎則水乾故用知母以益水經所謂滋其化源是也

六一散

滑石六兩　甘草一兩

共爲末每用五錢冷水調服

中暑身熱煩渴小便不利者此方主之○身熱口

瀉陽明證也。小便不利膀胱證也。蓋爲熱邪陽受之則入六府故是證甚此消石性寒而淡寒則能清六府淡則能利膀胱入甘草者恐石性太寒損壞中氣用以和中耳經曰治温以清涼而行之故用冷水調服是方也簡易而効捷暑途用之誠爲至便但於老弱陰虛之人不堪與也此虛實之辨明者詳之否則蹈虛虛之戒惡乎不愼

清暑益氣湯

人參去蘆　白朮炒　陳皮去白　神麴炒
澤瀉各五分　黄耆炙　蒼朮製　升麻各一錢
麥門冬去心　當歸酒洗　黄柏炒　甘草炙各二分

五味子九粒 青皮麩炒 乾葛各二分

長夏濕熱蒸炎，四肢困倦，精神減少，身熱氣高，煩心便黃，渴而自汗，脉虛者，此方主之。○暑令行于夏，至長夏則兼濕令矣，故此方兼而治之。暑熱蒸炎，表氣易泄，而中氣者又諸氣之原。黃耆所以實表而固易泄之氣，白朮、神麴、甘草所以調中而培諸氣之原。酷暑橫流，肺金受病，人參、五味子、麥冬，一以補肺，一以收肺，一以清肺，此三物名曰生脉散，經所謂扶其所不勝也。火盛則水衰，故又以黃栢、澤瀉滋其化源；液亡則口渴，故又以當歸、乾葛生其胃液。清氣不升，升麻可升；濁氣不降，二皮可理蒼朮之用爲兼長夏之濕也。

大順散

甘草炙 乾薑炮 杏仁去皮尖 肉桂去皮 等分

夏月引飲過多。脾胃受濕。清濁相干。陰陽氣逆。霍亂嘔吐者。此方主之。○脾胃者。喜燥而惡濕。喜温而惡寒。時雖夏月。過於飲冷吞寒。則傷之矣。故令氣逆霍亂而嘔吐也。乾薑肉桂。温胃而建中。甘草杏仁。調脾而利氣。此方非治暑。乃治暑月飲冷受傷之脾胃爾。若非飲冷而致諸疾。則勿執方以治也。

桂苓甘露飲

茯苓去皮　澤瀉各一兩　滑石四兩
白术炒　猪苓去皮　桂心炒各五錢
石膏　寒水石各二兩

夏月引飲過多，小便不利，濕熱爲患者，此方主之。

○三石所以清六府之熱，五苓所以利三焦之濕。河間此方，誠治濕熱之簡捷者。張子和加人參、甘草，因其脉虚；乾葛之加，解其暑渴；木香之加，化其濕氣。

縮脾飲

砂仁　草菓仁　烏梅肉　炙甘草各四兩
扁豆炒　乾葛各二兩

夏月伏熱爲酒食所傷者此方主之○砂仁草菓所以消肉食烏梅乾葛却暑而除煩扁豆甘草助脾而益胃

六和湯

砂仁　半夏　杏仁　人參　白朮　甘草

藿香　木瓜　厚朴　扁豆　赤茯苓

夏月病人霍亂轉筋嘔吐泄瀉寒熱交作倦怠嗜卧伏暑煩悶小便赤澁或利或渴中酒胎產皆可服之○六和者和六府也脾胃者六府之總司故凡六府不和之病先於脾胃而調之此知務之醫也香能開胃竅故用藿砂辛能散逆氣故用半杏

淡能利濕熱故用茯苓甘能調脾胃故用扁朮補可以去弱故用參草苦可以下氣故用厚朴夫脾胃散逆則嘔吐除利濕調脾則二便治補虛去弱則胃氣復而諸疾平蓋脾胃一治則水精四布五經並行雖百骸九竅皆太和矣況於六府乎

濕門第五

叙曰濕有内外有陰陽有上下今著七方言其常耳至若及其反也東南卑下之區十病九濕惡能盡其反耶此在臨證而加察焉可也

二陳湯

半夏薑製　陳皮　茯苓各一錢半　甘草七分半炙

脾弱不能制濕內生積飲者此方主之○水穀入胃無非濕也脾土旺則能運化水穀上歸於肺下達膀胱無濕氣之可留也惟夫脾弱不能制濕則積而為痰飲半夏之辛能燥濕茯苓之淡能滲濕甘草之甘能健脾陳皮之辛能利氣脾健則足以制濕氣利則積飲能行東南之人多有濕飲之疾故丹溪恒主之其曰加升提之劑者亦清氣升而濁氣自降之謂

平胃散

蒼朮 泔浸七日五斤　陳皮 去白　厚朴 姜湯炒各三斤

甘草 炙三十兩

濕淫于內，脾胃不能尅制，有積飲痞膈中滿者，此方主之。○此濕土太過之證，經曰敦阜是也。蒼朮味甘而燥，甘則入脾，燥則勝濕；厚朴味溫而苦，溫則益脾，苦則燥濕。故二物可以平敦阜之土。陳皮能泄氣，甘草能健脾，氣泄則無濕鬱之患，脾強則有制濕之能。一補一泄，又用藥之則也。是方也，惟濕土太過者能用之；若脾土不足，及老弱陰虛之人，皆非所宜也。

羌活勝濕湯

羌活　獨活各一錢　藁本　炙甘草
防風　川芎各五分　蔓荊子三分

外傷於濕一身盡痛者此方主之。○脾胃虛弱濕從內生者二陳平胃之類主之。水停于膈濕盛濡瀉者六一五苓之類主之。水滲皮膚肢體黄腫者五皮茵蔯之類主之。今濕流關節非上件所宜參經曰風能勝濕故用羌防藁獨芎蔓諸風藥以治之以風藥而治濕如卑濕之地風行其上不終日而濕去參又曰無竅不入惟風爲能故凡關節之病非風藥不可用甘草者以風藥悍燥用以調之此之謂有制之兵也。

甘草附子湯

炙甘草　白朮各二錢　附子一錢五分炮

桂枝四錢

風濕骨節疼煩不欲去衣小便不利大便反快者此方主之○風濕相搏故骨節疼煩傷風則惡風大不欲去衣小便不利而大便燥者為熱今小便不利而大便反快則濕可知矣附子之熱可以散寒濕桂枝之辛可以解風濕甘草健脾則濕不生白朮燥脾則濕有制是方也以桂附之辛熱而治濕猶之淖潦之地得太陽暴之不終朝而濕去亦治濕之一道也

二妙散

黄栢一斤乳潤一宿　蒼术一斤泔浸七日

等分爲末，空心酒服三錢。

濕熱腰膝疼痛者，此方主之。○濕性潤下，病則下體受之，故腰膝病。然濕未嘗痛，積久而熱，濕熱相搏，然後痛。此方用蒼术以燥濕，黄栢以去熱，又黄栢有從治之妙，蒼术有健脾之功。一正一從，奇正之道也。

四苓散

白术炒　茯苓去皮　猪苓　澤瀉

濕生於内，水瀉，小便不利者，此方主之。○經曰：濕勝則濡瀉。故濕生於内者，令人水瀉。濕併於大腸

故小便不利白朮燥而淡。燥則能健脾淡則能利
濕茯苓甘而淡。甘則能補中。而淡亦滲濕矣猪苓
枯而淡澤瀉鹹而淡枯者有滲利而無補益鹹者
直能潤下而兼滲利丹溪曰。治濕不利小便非其
治也。故主此方。

不換金正氣散

厚朴 姜汁炒　陳皮 去白　半夏 製
藿香 去梗　蒼朮 製　甘草 炙

凡受山嵐瘴氣及出遠方。不服水土吐瀉下利者。
此方主之。○山嵐瘴氣谷氣也。內經曰。谷氣通于
脾故令人不服水土而壞腹是方也。蒼朮厚朴陳

皮甘草煎之平胃散也可以平濕土敦阜之氣而消嵐瘴乃半夏之燥所以醒脾藿香之芬所以開胃方名曰正氣者謂其能正不正之氣故爾

瘟疫門第六

敘曰瘟疫以六淫致疾諸狀各各不同自非良醫鮮有明者吾嘗執贄遠邇而求學益叩及瘟疫諸證即獲名之士猶訥焉今考方十二首詳辨其證庶幾乎活人之補也

敗毒散加黃芩湯

羌活　獨活　柴胡　前胡　川芎　黄芩
桔梗　枳殼　人參　茯苓　甘草

壯熱不惡風寒而渴者瘟病也此方主之○冬時觸冒寒氣即病者名曰傷寒不即病者寒毒藏于肌膚至春反爲溫病至夏反爲熱病以其陽毒最深名曰瘟疫寒反爲溫爲熱故病壯熱不惡風寒而渴也經曰治溫以清又曰開之發之適事爲故羌活獨活柴胡前胡川芎皆輕清開發之劑也故用之以解壯熱用黄芩枳殼桔梗者取其清膈而利氣也用人參茯苓甘草者實其中氣使瘟毒不能深入也培其正氣敗其邪毒故曰敗毒

九味羌活湯

羌活　防風　蒼朮　細辛　川芎　白芷

黄芩　甘草　生地黄

觸冒四時不正之氣而成時氣病憎寒壯熱頭疼身痛口渴人人相似者此方主之○謂春時應暖而反大寒夏時應熱而反大涼秋時應涼而反大熱冬時應寒而反大溫此非其時而有其氣是以一歲之中長幼之病多相似也藥之爲性辛者得天地之金氣於人則爲義故能匡正而黜邪羌防蒼細芎芷皆辛物也分經而主治邪在太陽者治以羌活邪在陽明者治以白芷邪在少陽者治以

黄芩。邪在太陰者治以蒼术。邪在少陰者治以細辛。邪在厥陰者治以川芎。而防風者又諸藥之卒徒也。用生地所以去血中之熱。而甘草者又所以和諸藥而除氣中之熱也。易老自序云此方冬可以治寒。夏可以治熱。春可以治温。秋可以治濕。是諸路之應兵也。用之以治四時瘟癘。誠爲穩當。但於陰虚氣弱之人在所禁爾。

三黄石膏湯

石膏一兩五錢生用　黄芩炒　黄連炒　黄栢各五錢

山梔三十枚炒黑　麻黄去節　淡豉各二兩

瘟毒表裏俱盛。五心煩熱。兩目如火。鼻乾面赤。大渴舌燥者此方主之○寒毒藏於肌膚至夏變爲熱病病未除更遇溫熱名曰瘟毒熱病之最重寒能制熱故用石膏能下熱故用芩連梔栢佐以麻黃淡豉之發散者以溫熱至深表裏俱實降之則鬱揚之則越鬱則溫熱猶存兼之以發揚則炎炎之勢皆燼矣此內外分消其勢兵之分擊者也

沃漬法

瘟熱內外皆實喜飲水入水者取新汲井花水一大甕使病人坐其水中復以大杓盛水自頂沃之水熱則病減矣病人喜飲冷亦聽其大啜

毋得阻也。行此法者，易義曰：水盛則火滅，經曰：

行水漬之，和其中外，可使畢已。此之謂也。

萎蕤湯

萎蕤二錢半　麻黄　白薇　青木香

羌活　杏仁　川芎　甘草各五分

石膏　甘菊花各一錢五分

風溫惝寒，壯熱頭疼，身痛，口渴，面腫者，此方主之。

○寒毒藏於肌膚，至春反爲溫病，溫熱未除，更遇

於風，病爲風溫。表有邪，故寒熱；裏有邪，故口渴。風

之傷人也，頭先受之，故頭疼。風盛則氣壅，故面腫。

風溫壅盛，非甘能發之，故用萎蕤、甘草；辛能散之，故

用羌活麻黄清能平之故用川芎甘菊寒能勝之故用石膏白薇佐以杏仁取其利氣而青木香者清熱下氣之物也

白虎加蒼术湯

石膏一斤　知母六兩　蒼术製　甘草各二兩
粳米六合　共分四服

濕溫憎寒壯熱口渴一身盡痛脉沉細者此方主之○溫毒藏於肌膚更遇於濕名曰濕溫濕爲陰邪故憎寒溫爲陽邪故壯熱溫熱入裏故口渴濕流百節故一身盡痛濕爲陰故脉沉細石膏知母甘草粳米白虎湯也所以解溫熱加蒼术者取其

辛燥能治濕也。白虎考見傷寒門。

大青龍加黃芩湯

麻黃六兩去節　桂枝洗淨　甘草各二兩　杏仁四十枚去皮尖

黃芩七錢　生薑三兩　石膏如雞子大　大棗十二枚

寒疫頭疼身熱無汗惡風煩燥者，此方主之。○春分以後至秋分節前，天有暴寒，抑遏陽氣，不得泄越，有上件諸證者，皆為時行寒疫。表有風寒，故見太陽證頭疼身熱無汗。惡風，裏有溫熱，故見煩燥。麻黃桂枝甘草杏仁生薑大棗，辛甘物也，以解風寒；甘以調榮衛。石膏黃芩寒苦物也，寒以清溫熱，苦以治煩燥。

升麻葛根湯

升麻　葛根　芍藥　甘草等分

冬溫無汗發熱口渴者。此方主之。○冬月應寒而反大溫。民受其溫癘之氣。名曰冬溫。非時不正之氣由鼻而入。皮毛未得受邪。故無汗。病由於溫。故發熱口渴。升麻葛根。辛涼而發散者也。故足以解冬溫。芍藥味酸。能養陰而退熱。甘草味甘。能調榮而益衛。

太無神朮散

蒼朮製　厚朴製各一兩　陳皮二兩

石菖蒲　炙甘草　藿香各一兩五錢

人受山嵐瘴氣憎寒壯熱一身盡痛者此方主之

○山嵐瘴氣謂山谷間障霧濕土敦阜之氣也濕氣蒸騰由鼻而入呼吸傳变邪正分爭陰勝則憎寒陽勝則壯熱流於百節則一身盡痛是方也用蒼朮之燥以尅制其障霧之邪用厚朴之苦以平其敦阜之氣菖蒲藿香辛香物也能匡正而辟邪甘草陳皮調脾物也能補中而泄氣內經曰谷氣通於脾故山谷之氣感則壞人脾太無此方但用理脾之劑而解瘴毒之妙自在其中使非深得經旨不能主此方也其高識若此誠不愧爲丹溪之師矣

漏蘆湯

漏蘆　升麻　大黃　藍葉

黃芩　玄參等分　芒硝甚者加至二錢

疫癘積熱時生疙瘩結毒俗稱流注面腫咽塞者此方主之○經曰營氣不從逆於肉理乃生毒癰又曰熱勝則腫故疫癘之餘熱解之未盡逆留於分肉之間則作上件諸證藥之爲性辛能解散苦能勝熱漏蘆升麻藍葉辛而且苦故足以解結熱鹹能軟堅苦能瀉實大黃味苦芒硝味鹹故足以軟堅而瀉實玄參苦而潤黃芩苦而枯潤者去血中之熱而枯者去氣中之熱爾況與漏蘆升麻走

散之藥同用之則又無所不至矣

消毒丸

大黃酒浸　牡蠣炙　殭蠶等分

瘦毒内鬱時成疙瘩者此方主之○内經曰陷脈爲瘻留連肉腠謂瘍毒乘脈之虚而陷入之便壅結而爲瘻核留連於肉腠之間止此瘦毒疙瘩之謂也若能下熱故用大黃鹹能耎堅故用殭蠶牡蠣

辟瘟法

凡覺天行時氣恐其相染須日飲雄黃酒一卮仍以雄黃豆許用綿裹之塞鼻一竅男左女右

用之或用大蒜塞鼻或用阿魏塞鼻皆良〇雄
黄氣捍能辟惡邪大蒜阿魏氣之至臭者臭勝
則諸穢皆不足以加之矣但蒜大熱阿魏透腦
虚人難用不若雄黄便於事爾。

大頭瘟第七

叙曰大頭瘟前古未之論也。東垣始論之
今上壬午北方病此者甚衆死者不啻數萬人昆居
南土未嘗見其證鄉人自北來者皆言患者頭大
如斗蹴頭而還自潰也。今者三方覩其大略

二黃湯

黃芩酒炒　黃連酒炒　生甘草各兩

天行大頭疫病，此方主之。○頭大者，炎上作火之象也。故用芩連之苦以瀉之，甘草之甘以緩之。

普濟消毒飲子

黃芩酒炒　黃連酒炒各五錢　柴胡五分　桔梗三分

人參三錢　陳皮去白　甘草　玄參各二錢

連翹　板藍根　馬勃　鼠粘子各一錢

白殭蠶　升麻各七分　便秘加大黃

泰和二年四月，民多疫癘，初覺憎寒壯熱體重，次傳頭面腫盛，目不能開，上喘，咽喉不利，舌乾口燥。

俗云大頭傷寒諸藥雜治終莫能愈漸至危篤東垣曰身半已上天之氣也邪熱客於心肺之間上攻頭面而爲腫爾乃主是方爲細末半用湯調時時呷之半用蜜丸噙化活者甚衆時人皆曰天方遂刻諸石以傳永久蓋謂芩連苦寒用之以瀉心肺之火而連翹玄參板藍根鼠粘子馬勃殭蠶皆清喉利膈之物也緩以甘草之國老載以桔梗之舟楫則諸藥浮而不沈升麻升氣于右柴胡升氣于左清陽升于高巔則濁邪不得復居其位經曰邪之所湊其氣必虛故用人參以補虛而陳皮者所以利其壅滯之氣也又曰大便秘者加大黃從

其實而瀉之，則竈底抽薪之法爾。

五香麻黃湯

麝香五分　薰陸香　鷄舌香各一錢　青木香　沈香　麻黃去節　防風去蘆　獨活去七　白薇　萎蕤　枳實麩炒　秦艽去蘆　甘草各二錢

凡傷寒熱病後，忽發浮腫，或着頭面，或着唇口頸項，或着胷背，或着四肢，或偏着兩足，不痛不赤者，此方主之。○腫而痛者為實邪，不痛者為虛邪；腫而赤者為結熱，不赤者為留氣。故知上件諸腫，乃是餘邪未去，榮衛之行不相順接，逆於肉理而為腫爾。是方也，用五香以開氣竅，而麻黃、防風、獨活

秦艽萎蕤白薇皆辛散也一以解其餘邪二以流其着氣乃甘草之補所以致新枳實之悍所以推陳

醫方考卷之一終

醫方考卷之二

歙邑　吳　崑　著
方外友蔣中穀　梓

火門第八

敘曰水火人身之陰陽也陽常有餘故火證恒多所謂一水不勝五火是也人能攝理其火致其沖和則調元之手矣或者寒涼太過斯又弊焉自有五行以來不可以無火故知滅爐之爲非今考古方二十餘首以治火豈曰滅火云哉

井花水

水足以濟火故狂燥煩渴火實之證內以水飲之

外以氷漬之此既濟之妙自太易以來已有之矣

甘梨漿

甘梨漿水類也生之可乎六府之陽熱可濟五藏之陰實火宜生虛火宜熟

人尿

人尿不中白牛尿猪尿馬通驢子小便總考

孫思邈千金方凡癆瘵諸熱證率用十件取汁飲之往往稱其神良何也經曰清陽出上竅濁陰出下竅尿溺出於二陰則無分人類物類皆陰濁也惟其陰濁故足以制陽光或者鄙而遠之未夫未達醫之妙也

煉秋石

古昔神良之醫但用人尿溺白㕁耳未嘗有用秋石之方也近時多用之夫藥有氣有味有精有魄秋石既經煎煉則其氣味已易精華已去所存者獨枯魄耳惡能與人尿溺白㕁論功耶此舉丗尚奇之昧也或用陰秋石者爲近之

防風通聖散

防風　川芎　川歸　白芍藥　大黃　芒硝

連翹　薄荷　麻黃　石膏　桔梗　黄芩

白术　梔子　荊芥　滑石　甘草

表裏客熱三焦火實者此方主之麻黃防風踈表藥也火熱之在表者得之由汗而泄太黃芒硝

攻裏藥也火熱之在裏者得之由下而泄荊芥薄荷清上藥也火熱之在巔頂者得之由鼻而泄滑石梔子清下藥也火熱之在決瀆者得之由溺而泄乃石膏桔梗又所以清肺胃而連翹黄芩又所以去諸經之客熱也火熱灼其血則川芎當歸芍藥可以養之火熱壞其氣則白朮甘草可以益之

導赤散

生地黄　木通去粗皮　甘草稍等分爲末

心熱小便黄赤此方主之○心與小腸爲表裏故心熱則小腸亦熱而令便赤是方也生地黄可以涼心甘草稍可以瀉熱佐之以木通則直走小腸

膀胱矣。名曰導赤者，導其丙丁之赤，由溺而泄也。

三黃瀉心湯

黃芩　黃連　大黃酒潤各等分

心膈實熱，狂燥面赤者，此方主之。○味之苦者，皆能降火，黃芩味苦而質枯，黃連味苦而氣燥，大黃苦寒而味厚。質枯則上浮，故能瀉火於膈；氣燥則就火，故能瀉火於心；味厚則喜降，故能蕩邪攻實。此天地親上親下之道，水流濕，火就燥之義也。

龍膽瀉肝湯

柴胡一錢　黃芩炒七分　五味子九粒　生甘草

山梔炒黑　知母炒去毛　天門冬去心　麥門冬去心

黃連炒　人參　龍膽草各五分

謀慮不決，肝熱膽溢，口苦熱盛者，此方主之。○肝主謀慮，膽主決斷，謀慮則火起於肝，不決則火起於膽。柴胡性溫，味苦而氣薄，故入厥陰少陽。黃芩、黃連、龍膽草、山梔子得柴胡以君之，則入肝膽而平之矣。制肝者惟金，故用天麥門冬、五味、知母以益肺；畏肝者惟土，故用人參、甘草以益脾。

左金丸

黃連六兩炒　吳茱萸一兩湯泡

二共爲末作丸

肝藏火實，左脇作痛者，此方主之。○左，肝也。左金者，謂金令行左而肝平也。黃連乃瀉心之物，瀉去心火不得乘其肺金則清肅之令左行而肝有所制矣呉茱萸味辛熱而氣臊臊則入肝辛熱則疏利乃用之以爲反佐經曰佐以所利和以所宜此之謂也

當歸龍薈丸

當歸　龍膽草　梔子　黄連

黄栢　黄芩各一兩　木香一錢　麝香五分

大黄酒浸　青黛　蘆薈各五錢　蜜丸如豆大

風熱蓄積時發驚悸筋惕搐搦嗌塞不利腸胃燥澁狂越等證此方主之○肝火爲風心火爲熱心熱則驚悸肝熱則搐搦嗌塞不利者肺亦火也腸

胃爍澁者脾亦火也狂越者狂妄而越禮也經曰狂言爲失志又曰腎藏志如斯言之則腎亦火矣此一水不勝五火之謂也故用黄連以瀉心用黄芩以瀉肺青黛龍膽蘆薈以瀉肝大黄以瀉脾黄栢以瀉腎所以亟亟以瀉五藏之火者幾於無水故瀉火以存水耳用當歸者養五藏之陰於亢火之時用木香麝香者利五藏之氣於尅伐之際也

互考見咳嗽門

瀉黄散

藿香二錢　山梔一兩炒黑　石膏五錢

甘草三兩　防風四兩

脾家伏火，唇口乾燥者，此方主之。○唇者脾之外候，口者脾之竅，故唇口乾燥，知脾火也。苦能瀉火，故用山梔；寒能勝熱，故用石膏；香能醒脾，故用藿香；甘能緩脾，故用甘草；用防風者，取其發越脾氣而升散其伏火也。或問：何以不用黃連？余曰：黃連苦而燥，此有唇口乾燥，則非黃連所宜，故惟梔子之苦而潤者，為當耳。又問曰：既惡燥，何以不去防風？余曰：東垣已言之矣，防風乃風藥中之潤劑也，故昔人審擇而用之。

升陽散火湯 本方去獨活加葱白，名火鬱湯

升麻 去絲根　葛根　獨活　羌活

人參去蘆 白芍各五錢 柴胡八錢 防風三錢五分

生甘草二錢 炙甘草三錢

過食冷物，抑遏少陽之火，鬱於脾部者，此方主之。

〇少陽者，三焦與膽也。經曰：少火生氣。丹溪曰：天非此火不能生萬物，人非此火不能以有生。是少火也，生物之本，揚之則光，遏之則滅。今為飲食填塞至陰，抑遏其上行之氣，則生道幾於息矣。故宜辛溫之劑以舉之。升麻、柴胡、羌活、獨活、防風、乾葛，皆辛溫上行之物也，故用之以升少陽之氣。清陽既出上竅，則濁陰自歸下竅，而食物傳化，自無抑遏之患。芍藥味酸，能瀉土中之木；人參味甘，能補中州之氣生甘草能瀉鬱火於脾從而炙之則從脾胃而和中矣東垣氏聖於脾胃者其治之也必主於升陽俗醫知降而不知升是撲其少火也安望其衛生耶

瀉白散

桑白皮　地骨皮各一兩　甘草五錢

肺火爲患喘滿氣急者此方主之○肺苦氣上逆故喘滿上焦有火故氣急此丹溪所謂氣有餘便是火也桑白皮味甘而辛甘能固元氣之不足辛能瀉肺氣之有餘佐以地骨之瀉腎者實則瀉其子也佐以甘草之健脾者虛則補其母也此云虛

實者。正氣虛而邪氣實也。又曰。地骨皮之輕。可使入肺。生甘草之平。可使瀉氣。故名以瀉白。白肺之色也

阿膠散

阿膠一兩半 蛤粉炒 鼠粘子二錢半炒香 馬兜鈴半兩焙 炙甘草五錢 杏仁七箇去皮尖 糯米一兩

肺虛有火。嗽無津液而哽氣者。此方主之。○燥者潤之。今肺虛自燥。故潤以阿膠杏仁。金鬱則泄之。今肺中鬱火。故泄以兜鈴粘子。土者金之母。虛則補其母。故入甘草糯米以補脾益胃。

大補丸

黄栢 一斤炮褐色為末水丸。氣虛者四君子湯下。血虛者四物湯下。

腎火從臍下起者。腎水衰也。此方主之。○腎非獨陰也。命門之火寄焉。腎水一虧。則命門之火無所畏。而自熾矣。故龍雷之火從臍下動也。經曰水欝則折之。木欝者腎部有欝火也。折之者制其衝逆也。栢皮味苦而厚。為陰中之陰。故能制腎經衝逆之火。火去則陰生。故曰大補。王冰曰壯水之主以制陽光。此之謂也。氣虛下以四君子湯。恐其寒涼而壞脾也。血虛下以四物湯。助其滋陰而制火也。

滋腎丸

黄栢十兩酒浸　知母六兩酒浸　肉桂五錢

腎火起於湧泉之下者。此方主之。○熱自足心直衝股內而入腹者。謂之腎火。起於湧泉之下。知栢苦寒水之類也。故能滋益腎水。肉桂辛熱火之屬也。故能假之反佐。此易所謂水流濕火就燥也。

三補丸

黃芩　黃連　黃栢 俱酒潤 等分

三焦有火嗌喉乾燥小便赤澁。大便秘結此方主之。○少火之火無物不生。壯火之火無物不耗。內經曰壯火食氣是也。故少火宜升壯火宜降今以三物降其三焦之壯火則氣得其生血得其養而三焦皆受益矣。故曰三補。黃芩苦而枯。故清熱于上黃連苦而實故瀉火于中黃栢苦而潤故瀉火于下雖然火有虛實是方但可以治實火若虛者用之則火反盛謂降多亡陰也丹溪曰虛火可補人參黃耆之類則虛實之辯若天淵矣明者求之證焉

益元散 即暑門六一散 又名天水散

滑石六兩 甘草一兩 共爲末用蜜水調下三錢

六府有實火上有煩渴下有便秘赤澁者此方主之。○滑石性寒故能清六府之熱甘草性平故能緩諸火之勢

凉膈散

黄芩酒炒　梔子仁黒炒　薄荷各一兩
連翹四兩　大黄酒浸　芒硝
甘草各二兩　共為末每服五錢
火鬱上焦大熱面赤者。此方主之。○黄芩梔子味苦而無氣。故瀉火于中。連翹薄荷味薄而氣薄。故清熱于上。大黄芒硝鹹寒而味厚。故諸實皆瀉用甘草者。取其性緩而戀膈也。不作湯液而作散者取其泥膈而成功于上也。

清咽太平丸

薄荷葉十兩　川芎　甘草　防風
烏犀角　柿霜各二兩　桔梗三兩　蜜丸噙化

膈上有火，早間咯血，兩頰常赤，咽喉不清者，此方主之。○消風清熱，莫如薄荷，故用以爲君；佐以烏犀，解心熱也；入以桔梗，生津液也；用川芎，有清上之功；用防風，有解散之効；恐諸藥之下流，故載以舟楫；因火勢之急速，故緩以國老。○師云：咽者膽之候，若只咽間痰熱，膈內和者，宜以平膽之方主之。

温膽湯

竹茹　枳實麩炒　半夏製　甘草各二兩

陳皮去白　生薑各四兩

膽熱嘔痰，氣逆吐苦，夢中驚悸者，此方主之。○膽甲木也為陽中之少陽其性以温為常候故曰温膽竹茹之清所以去熱半夏之辛所以散逆枳實所以破實陳皮所以消滯生薑所以平嘔甘草所以緩逆○傷寒解後多有此證是方恒用之

珍珠散

琥珀　珍珠粉　鐵粉　天花粉

硃砂　寒水石　牙硝　大黃酒浸

生甘草　各等分為末每用薄荷湯調下三錢

男婦小兒五臟積熱心胸悶亂口乾舌燥精神恍惚顛狂等證此方主之○明可以安神琥珀珍珠皆明物也故用之以安神魄重可以去怯鐵粉硃

砂皆重物也故用之以定驚狂寒可以去熱硝黄水石皆寒物也故用之以除積熱熱之盛者必瀉天花粉可以生津火之熾者必急生甘草所以緩急

人參黄耆白术甘草考

實火可瀉宜用芩連梔栢虚火可補宜用人參黄耆白术甘草所謂温能除大熱也或者誤用芩連梔栢以治虚火則火益熾何以然哉四件皆降下之品降多則亡陰陰亡則不足以濟火故令火益熾

天雄附子川烏硫黄考

諸證無火者宜於四件斟酌之○壯火固不可有。少火亦不可無。所謂天非此火不足以生萬物人非此火不足以有生故凡諸證寒涼太過幾於無陽者宜審擇而用之昔人以附子一物為太陽丹以天雄附子川烏為三建湯以硫黃為金液丹皆所以養其真陽壯其真火而存此身之生氣耳明變之士幸教我哉。

癍疹門 第九

敘曰。無熱不癍。無濕不疹。此二言者癍疹之大關也其致疾之由則有風寒暑濕之殊證之法則有表裏虛實之異此在人之自悟非可以紙上盡也。

防風通聖散

防風　川芎　當歸　大黃　芒硝　白芍藥
連翹　薄荷　麻黄　石膏　桔梗　黄芩
白朮　梔子　荊芥　滑石　甘草

失下發斑者此方主之。」失下者胃燥實當下而失於下也。失下則熱無所泄而結於胃胃主肌肉故肌肉之間見紅斑也紅者火之色熱之徵也方中有大黃芒硝甘草乃傷寒門調胃承氣湯也所以瀉腸胃之實熱加連翹梔子黄芩薄荷乃火門之涼膈散也所以散胸膈之熱邪全方除芒硝大黄名曰雙解散解表有防風麻黄薄荷荆芥川芎解裏有石膏滑石黄芩梔子連翹復有當歸芍藥以和血桔梗白术甘草以調氣榮衛皆和表裏俱暢故曰雙解本方名曰通聖散極言其用之妙也正考見中風門

葛根橘皮湯

葛根　橘皮　杏仁　知母

麻黄　黄芩　甘草

冬月肌中斑爛癮疹而心悶者此方主之　冬月腠

理閉密，故用麻黄以發表；肌屬陽明，故用葛根以解肌；皮爲肺氣不利，故用橘皮杏仁以利氣；渴爲心胸有熱，故用黄芩知母以清熱；辛甘發散爲陽，故佐以甘草，宜調諸藥而和中也。

陽毒升麻湯

升麻半兩　生犀角鎊　麝香　黄芩炒

人參　甘草各二錢五分

傷寒吐下後，狂言面赤，陽毒發斑者，此方主之。

吐下後中氣必虛，故用人參甘草以補中；升麻犀角寒而不滯，故爲散斑之要藥；佐以麝香利氣也；佐以黄芩清陽毒也。

玄參升麻湯

玄參　升麻　甘草各等分

發斑咽痛者，此方主之。升麻能散斑，甘草、玄參能清咽。散斑者，取其辛溫，謂辛能散，而溫不滯也。清咽者，取其甘苦，謂甘能緩而苦能降也。

消毒犀角飲子

牛旁子六錢　荆芥二錢　防風三錢　甘草一錢

皮膚有斑疹，無裏證者，此方主之。辛甘發散為陽，故用防風、甘草。斑之為患，熱藥治之則血溢而益盛，寒藥治之則血凝而不散，惟辛涼之藥為宜，故用牛旁、荆芥。無犀角而名犀角者，謂其功用同可犀角也。

升麻葛根湯

升麻　葛根　白芍藥　甘草

麻疹已出未出。此方皆主之。○諸疹未出。升麻葛根能出之。諸疹已出。升麻葛根能散之。芍藥和榮。甘草和衛。

消風散

荊芥穗　炙甘草　陳皮　厚朴（姜汁炒）

藿香　蟬退　人參　白殭蠶（炒）

茯苓　防風　芎藭　羌活

風熱丹疹此方主之。○風熱則表實。實者宜散之。

荆芥芎藭防風羌活皆辛散也表實則裏虛虛者宜補之人參甘草茯苓皆甘補也風盛則氣壅厚朴所以下氣陳藿所以泄氣風熱生痰治以殭蠶表熱留連治以蟬退

化癍湯

石膏　人參　知母　甘草

胃熱發癍脉虛者此方主之○胃熱者口燥煩渴也胃主肌肉故胃熱則肌肉癍爛脉虛者壯火食氣而脉無力以充實也惟其胃熱故用石膏之寒惟其脉虛故用人參之補知母養其榮甘草養其衛此方即人參白虎湯爾

調中湯

蒼朮一錢半 陳皮 砂仁 藿香 甘草

芍藥炒 桔梗 半夏 白芷 枳殼炒

羌活各一錢 川芎 麻黄 桂枝各五分

内傷外感。熱而成癍者。此方主之。○内傷則裏熱。外感則表熱。兩熱而無泄。故令癍爛。内傷者調其中。蒼陳砂藿半芍枳桔。皆調中藥也。外感者疏其表。麻桂羌芎芷草。皆疏表藥也。表裏治。而癍自愈矣。

大建中湯

人參 黄耆炙 當歸 芍藥酒炒

桂心　甘草炙・半夏製　黒附子製

中氣不足。無根失守之火。出於肌表而成癍者。此方主之。○此是汗吐下後之證。中氣虛乏。則餘邪無所歸附。隱隱然見于肌表。其色淡紅而不甚顯爲癍也。人參黃耆。所以補中。半夏甘草。所以調中。此皆從脾藥也。復有當歸芍藥之活血。則外溢之癍流而不滯。有桂心附子之溫中。則失位之火引而歸原。此中營之幟一端。而失位之師各就其列也。是方也。以附桂參芪而治癍疹之變者也。醫而未至於可以權。則不足以語此。

瘧門第十

叙曰。瘧之理難言矣。知五運六氣十四經絡。始能粗知其證。知陰陽進退消長之理。然後知夫瘧疾變遷之妙。苟非精詣斯道。則所知者膚淺而已。一有問難。猶然袖手解頤。今考名方十八首。說證用藥。可為初學之啓蒙也

麻黃羌活湯

麻黃去節　羌活　防風　甘草各三錢

瘧發時頭疼。身熱。脊強。脉浮者。名曰寒瘧。此方主之。○寒熱一日一發。間日一發。三日一發。皆名曰瘧。此云頭疼身熱脊強脉浮。皆太陽證也。太陽乃

寒水所化。故機要名爲寒瘧。麻黄羗活。太陽經之汗藥也。故以爲君。防風乃諸經藥之卒徒。故以爲佐。甘草能和諸藥而兼解散。故以爲使。是方乃攻實之劑。若臨病用藥。則血虚者。宜加四物。氣虚者。宜加參朮。全在活法。不徒執也

白芷湯

白芷二錢　知母　石膏各五錢

瘧發時。目痛。鼻乾。口渴。自汗。不得眠。脉長。有熱無寒。或熱多寒少者。名曰熱瘧。此方主之（）此條皆陽明證也　以其有熱而無寒。或熱多而寒少。故機要名爲熱瘧。白芷所以解陽明之經。石膏所以清

陽明之府知母所以養陽明之陰虛者宜加人參燥實便燥者。此方不足與也。宜下之用傷寒門大柴胡湯後以本方調之。

小柴胡湯

柴胡去蘆　黃芩炒　人參　甘草

半夏法製　生薑　大棗

瘧發時。耳聾脇痛。寒熱往來。口苦喜嘔。脉弦者名曰風瘧。此方主之。○此條皆少陽證也。以少陽爲甲木。在天爲風。故機要名爲風瘧。柴胡黃芩能和解少陽經之邪。半夏生薑能散少陽經之嘔。人參甘草。能補中氣之虛。補中所以防邪之入裏也。正

考見傷寒門

清脾飲

青皮去穰炒　厚朴姜製炒　白朮炒　黄芩炒　半夏製

柴胡去蘆　茯苓去皮　草菓　甘草

瘧發時，熱多寒少，口苦咽乾，小赤澁，脉來弦數者，此方主之。○此條皆太陰證也。太陰脾主濕，濕生痰，痰生熱，故見上件諸證。脉來弦數，弦為痰飲，數為熱也。方曰清脾者，非清凉之謂，乃攻去其邪，而脾部為之一清也。故青皮、厚朴清去脾部之痰，半夏、茯苓清去脾中之濕，柴胡、黄芩清去脾中之熱，白朮、甘草清去脾藏之虚，而草菓仁又所以清膏粱之變也劉宗厚先生因草莫仁之温熱而識焉蓋未達歲用和氏之清矣機要云瘧在三陰經總謂之濕瘧當從太陰經論之此言可謂知要今則古方皆擇而用焉則本方爲切當矣。

麻黃杏子甘草石膏湯

麻黃去節四兩　杏仁去皮尖五十枚　甘草二兩　石膏斤

傷寒例云若脉陰陽俱盛重感於寒者變爲温瘧温瘧先熱後寒宜此方主之。○脉陰陽俱盛者舊有熱也重感於寒者新有寒也凡瘧寒熱相搏邪正分爭併於表則陽實而陰虛陰虛生內熱陽實生外熱中外皆熱故見其煩渴而身熱惡熱莫往也併於裏則陰實而陽虛陽虛生外寒陰實生内寒中外皆寒故見其鼓頷而戰慄惡寒莫任也若其邪正分爭併之未盡則寒熱交集鼓頷戰慄煩渴身熱並至矣此論常瘧寒熱之理也温瘧先熱後寒者以其先有舊熱而後傷寒也方中有麻黄杏仁可以解重感之寒者石膏甘草可以解舊有之熱併素主白虎加桂枝湯亦良

香薷湯

香薷二兩　白扁豆　厚朴炒姜汁　茯神各一兩

炙甘草半兩

瘧發時獨熱無寒者名曰癉瘧當責之暑宜此方

主之○暑陽邪也。内經曰脈虚身熱得之傷暑又曰因於暑汗煩則喘喝靜則多言體若燔炭故獨熱無寒之瘧責其因於暑也。香薷味薄而氣清能解表裏之暑扁豆味甘而性平。能解腸胃之暑厚朴苦辛破暑飲也。甘草性平解暑毒也。易曰。火就燥則暑邪中人先就於心茯神之用乃所以寧心耳或問風亦陽邪也。癉瘧何以不責之風余曰風為少陽又為厥陰在六氣猶未純陽若臨證主方。慶治辛熱固不可用。如辛凉發散之劑用之未為不可此在醫者潛心初不必泥於一方也

七棗湯

附子一枚（鹽水煮去皮臍）　大棗七枚

瘧發時獨寒無熱脉遲者名曰牝瘧當責之寒宜此方主之○牝陰也王冰曰益火之原以消陰翳故獨寒無熱之瘧用附子之辛以主之佐以大棗七枚取其能和附熱且引之入至陰耳

蜀漆散

蜀漆（燒去腥）　雲母（燒二日夜）　龍骨（煆各等分）

共為末於未發前漿水服下半錢

此仲景治牝瘧之方也病原於頑痰癥瘕者此方主之○牝陰也無陽之名頑痰乃至陰所化癥瘕乃凝結之陰故令人有寒無熱蜀漆雲母龍骨既

經燒煉則味澁而辛熱，味澁可以固既脫之陽，辛熱可以消固結之陰。仲景治火劫亡陽之證，於桂枝湯去芍藥加蜀漆龍骨牡蠣，名曰救逆湯，是二物之爲純陽可知。雲母燒二日夜，則寒性亦去而純陽矣，宜仲景之用之也。

補中益氣湯

人參一錢　升麻三分　甘草一錢　黃耆一錢五分

陳皮去白　當歸　白朮　柴胡各五分

瘧疾經年不愈者，名曰痎瘧，宜此方主之。○痎者老也。經年不愈則氣血皆虛，瘧邪深入矣。氣虛則有參耆朮草以補氣，血虛則有當歸以養血，瘧邪深入則有柴胡升麻以升舉之邪氣可漸出之表也方內有陳皮可以消痰泄氣能助升柴而成功若瘧發於夜者丹溪所謂入陰分血分也宜於本方倍入當歸或兼四物可也正考見脾胃門互考見虛損門

柴胡去半夏加栝蔞根湯

柴胡八兩　人參　黃芩　甘草各三兩

栝蔞根四兩　生薑二兩　大棗十二枚

瘧疾微勞不任經年不差前後復發者名曰勞瘧此方主之○任事之勞責之筋力筋屬肝少陽膽則其府也方中有柴胡黃芩可以清少陽之邪熱

有栝蔞根可以生液養筋有人參甘草可以補虛祛勞有大棗生薑可以調榮益胃又曰參草薑棗胃家藥也散精於肝淫氣於筋惟胃能之故用此方以調勞瘧

柴平湯

柴胡　人參　半夏　陳皮　黄芩　甘草

厚朴　蒼术　生薑　大棗

瘧發時一身盡痛手足沉重寒多熱少脉濡者名曰濕瘧此方主之○上件皆濕證也故用小柴胡以和解表裏平胃散以健脾制濕二方合而爲一故名曰柴平小柴胡湯正考見傷寒門平胃散正

考見濕門。

紅丸子

蓬莪朮　京三稜醋煮一伏時各二兩　胡椒一兩

阿魏一分醋化　青皮二兩　共為末作丸礬紅為衣

瘧疾口亡五味飲食腹痛膨脹者名曰食瘧此方主之。○食瘧者食積成瘧也。內經曰留者攻之故用蓬朮三稜阿魏以攻積積之為患氣快則行氣滯則止。得熱則行得寒則結。故用青皮之辛以快氣胡椒之暘以散結。復用礬紅為衣者假其土性以培脾胃云爾。

人參養胃湯

人參　茯苓　甘草　半夏　陳皮　蒼术
厚朴　藿香　烏梅　草菓

瘧因飲食飢飽傷胃而成者。名曰胃瘧。此方主之。內經曰陰之所生本在五味。陰之五宮傷在五味。故飢則胃氣弱而陰無所生。飽則胃氣強而五宮因以損。是飢飽皆足以傷胃也。胃傷則榮衛虛而穀氣乖。乖則爭。爭則邪正分寒熱作而成瘧矣。方中有人參茯苓甘草之甘。可以補胃之不足。有陳皮蒼术厚朴之辛。可以平胃之有餘。半夏之辛。可使醒脾。藿香之香。可使開胃。烏梅之酸可使收陰。草菓之溫。可使消滯。

六無神术散

蒼术浸　厚朴各一兩　陳皮二兩去白　藿香

石菖蒲　甘草炙各一兩五錢

瘴疾因感山嵐瘴氣發時乍寒乍熱，一身沉重者，名曰瘴瘧，此方主之。○山嵐瘴氣，谷氣也。内經曰：谷氣通於脾，故此方主於治脾。蒼术、厚朴平脾家之敦阜也。陳皮、甘草調脾家之虚實也。藿香、石蒲開脾家之障礙也。經曰：治病必求其本，此之謂也。

五神丸塞鼻法

正考見瘟疫門。

東方青黛五錢　麝香二分

西方白礬五錢　白芷二錢

南方官桂五錢　硃砂一錢

北方巴豆四十九粒去殼　黑豆三十六粒

中央硫黃五錢　雄黃一錢

上件各依方位以磁盤盛之於五月初十日虔誠安於本家侍奉神前至初五日午時共研爲末。用五家糉角爲丸如梧桐子大陰乾。收貯聽用。凡遇患瘧之人於瘧發之日侵晨用綿包裹塞於鼻中男左女右用之。

瘧疾一歲之中長幼相似者。名曰疫瘧。此法主之神良。○疫者。天地不正之氣也。六位勝復之氣也。

禽蟲吐毒之氣也。大氣之來。無人不受。壯者逸者居者則不病。怯者勞者出者遇之則無形之氣由鼻而入藏於分肉之間。與正氣分爭則成瘴矣。是方也。位按五方。藥按五色氣按五氣味按五味月按五月。日按五日。粽用五家。此醫流而兼陰陽家之識也。故瘴邪入於肝。則青黛之涼可以清肝。麝香之臊可使直達。瘴邪入於肺。則白芷之辛可以瀉肺礬石之腥可以清燥瘴邪干於心。則丹砂之重可以鎮心。官桂之焦可以益火。瘴邪干於腎則黒豆甘鹹可以益腎。巴豆之腐可以瀉邪。瘴邪干於脾。則硫黃之溫可使建中雄黃之悍可使辟穢以瘀氣無形。由鼻而入。故亦就鼻而塞之。塞其一竅露其一竅者。闈師必缺之道也。修劑之期必於五者。病原於陰陽不正之氣。故亦以陰陽之理勝之。蓋曰五者中宮甲己之數。南面之政也。諸氣之變雖有勝復亢制之殊。要皆北面而臣守位稟命之道也。故率以五數修劑焉。

三解湯

麻黄去節　柴胡去蘆　澤瀉各三錢

此治瘧之套劑也。時行之瘧長幼相似者主之神良。○病有三在。在表在裏在半表半裏也。人在氣交之中。鼻受無形之氣藏於分肉之間邪正分爭併於表則在表。併於裏則在裏。未有所併則在半表半裏是方也。麻黄之辛能散表邪由汗而泄。澤瀉之鹹能引裏邪由溺而泄。柴胡之温能使半表半裏之邪由中以解則病之三在此方率治之矣。雖然此方但可以瀉實耳。虛者猶當辯其氣血而補之。所謂虛者十補勿一瀉也。

截瘧七寶飲

常山 厚朴 青皮 陳皮 甘草 檳榔

草菓等分

先期用水酒各一鍾煎熟以絲綿覆之露一宿於當發之早温服。

瘧疾三四發後，寸口脉來弦滑浮大者，此方吐之。

○三四發後，可截之時也。脉弦為飲，滑為實，浮為表，大為陽，故在可吐。師云：無痰不作瘧，瘧痰為患，常山善吐，檳榔善墜，草菓善消，厚朴、青皮亦理氣行痰之要藥，陳皮、甘草乃消痰調胃之上材也。是方也，惟脉來浮大弦滑者可用。若脉來沉澁細微者與之，則逆矣。慎之！

鱉甲煎丸

鱉甲片，十二分　蜂窠四分，炙　蜣螂炙　柴胡各六分

烏羽　瞿麥　桃仁　乾薑各二分

牡丹皮　芍藥　䗪蟲各五分　赤消十二分

黄芩　鼠婦炙　桂枝　石葦去毛

厚朴　紫盛　阿膠炒　大黄各三分

葶藶熬　半夏　人參各一分

右二十三味取服竈下灰一斗清酒一斛五斗浸灰候酒盡一半着鼈甲於中煮令泛爛如膠漆絞取汁内諸藥煎爲丸如梧子大空心服七丸日三。

瘧疾久不愈内結癥瘕欲成癆瘵者名曰瘧母此丸主之。○凡瘧疾寒熱皆是邪氣與正氣分爭久之不愈則邪正之氣結而不散按之有形名曰瘧母始雖邪正二氣及其固結之久則頑痰死血皆

有之矣。然其為患。或在腸胃之中。或薄腸胃之外
不正易攻去。仲景公先取灰酒。便是妙處。蓋灰從火
化。能消萬物。今人取十灰膏。以作爛藥。其性可知
漬之以酒。取其善行。若鱉甲鼠婦䗪蟲蜣螂蜂窠
者。皆善攻結而有小毒。以其為血氣之屬。用之以
攻血氣之凝結。同氣相求。功成易易耳。乃柴胡厚
朴半夏。皆所以散結氣。而桂枝丹皮桃仁。皆所以
破滯血。水穀之氣結。則大黃葶藶石韋瞿麥可以
平之。寒熱之氣交。則乾薑黃芩可以調之。人參者
所以固元。以尅伐之場。阿膠芍藥者。所以養陰於
峻厲之隊也。烏羽赤消紫葳。隋唐醫哲。皆不知之

故以烏羽作烏扇，赤消更海藻，紫盛更紫葳，紫菀。今詳四物，亦皆攻頑散結之品，更之未爲不可。然依舊本，仍録烏羽、赤消、紫盛者，不欲遽然去之，蓋曰愛禮存羊云爾。

痢門第十

叙曰：始痢宜下，夫人之所共知也。久痢宜補，亦夫人之所共知也。至如二陽合病，皆下痢。太陽陽明合病，自下痢者，宜發汗；太陽少陽合病，自下痢者，宜和解；陽明少陽合病，自下痢者，宜攻裏，非得傷寒之玄關者，不足以語此也。今考十方于後，大都口耳之見而已。

芍藥湯加芒硝方

白芍藥二錢　當歸尾　黃連　黃芩各一錢
木香不見火　桂心　檳榔　甘草各五分
大黃七分　芒硝一錢

痢疾便膿血，裏急後重者，此方主之。○痢，滯下也。患痢大都責於濕熱，熱傷氣，故下白；熱傷血，故下赤；熱傷大腸，則大腸燥澁，故裏急後重。河間云：行血則便膿自愈，故用歸芍硝黃以行血；和氣則後重自除，故用木香檳榔甘草以和氣。苦能堅腸，寒能勝熱故用芩連厚腸胃而去熱有假其氣則無禁也。故假桂心之辛熱爲反佐。

桃仁承氣湯

桃仁廿五枚去皮尖　桂枝七分　大黃五錢酒浸

芒硝五錢　甘草二錢

痢疾初起質實者此方主之若初間失下反用固澁之藥以致邪熱內蓄血不得行腹痛欲死者急以此方主之。○內經曰。通因通用。又曰。暴者奪之故用大黃芒硝之鹹寒以蕩滌邪熱用桃仁之苦以逐瘀血甘草之甘以調胃氣乃桂枝則辛熱物也。用之者何。經曰。微者逆之甚者從之故用其引太黃芒硝直達痰熱之巢穴乃向導之兵也。

清六丸

滑石六兩　甘草一兩　紅麴五錢

血痢者此方主之。○滑石能清六府之熱甘草能調六府之氣紅麴能和六府之血

溫六丸

滑石六兩　甘草一兩　乾薑五錢

薑汁爲丸

白痢者此方主之。○白痢爲寒中世之謬論也。劉守眞氏出始以白痢責之熱傷氣分謂開發群聚是方也。滑石寒而淡寒則能除六府之熱淡則能利六府之濕甘草得天地沖和之氣故性平而調

六府。乾薑得天地正義之氣，故入氣而辟濕邪。又曰：乾薑性温，可使從治。經曰：佐以所利，是故用之。

香連丸

黄連二十兩，吴茱萸湯潤過炒　木香四兩八錢，不見火

治噤口痢，加石蓮肉八兩。

下痢赤白相雜，裏急後重者，此方主之。○黄連苦而燥，苦能勝熱，燥能勝濕。木香辛而苦，辛能開滯，苦能瀉實。石蓮肉味苦而厚，爲陰中之陰，故能破噤口痢之結熱。經曰：有餘者折之。此之謂也。

木香檳榔丸

大黄　檳榔　青皮炒，去穰　陳皮去白　枳殼去穰，麸炒

黄栢炒　丑末　莪朮醋煮　三稜醋煮　當歸酒洗
香附　黄芩酒炒　大黄酒浸　黄連吳茱萸湯潤炒
水丸梧子大。每服五六十丸。

痢疾初作。裏急後重。腸胃中有積滯者。此丸主之。

○内經曰。濕淫所勝。平以苦熱。故用木香。熱者寒之。故用黄連黄芩黄栢。抑者散之。故用青陳香附。強者瀉之。故用大黄丑末。逸者行之。故用檳榔枳殻。留者攻之。故用莪朮三稜。燥者濡之。故用當歸。是方也。惟質實者堪與之。虚者非所宜也。故曰。虚者十補。勿一瀉之。

敗毒散

羌活　獨活　柴胡　前胡　川芎　人參
茯苓　枳殼　桔梗　甘草等分

痢疾表熱裏虛者。此方主之。○皮膚受外感之邪。則表實而裏虛，表實則發熱，故用羌活獨活柴胡前胡川芎以解表；裏虛則痢不禁，故用人參甘草茯苓以補裏；桔梗可以理氣。枳殼可以破滯。昔人立此方，非以治痢。而醫者善用，則取之左右逢其源矣。仲景以葛根湯治太陽陽明合病自利。亦是妙處。舉此一例，餘可類推。

清暑益氣湯

人參去蘆　白术炒　陳皮去白　神麴炒

澤瀉各五分　黄蓍炙　蒼术製　升麻各一錢
麥門冬去心　當歸酒洗　黄栢炒　甘草炙各三分
五味子九粒　青皮炒麸　乾葛各二分

痢疾已愈，中氣虚弱，暑令尚在者，此方主之。痢疾已愈，則不復用行血理氣之物矣。中氣虚弱，理宜補之，參、芪、歸、术、甘草，皆補虚也。暑令尚在，法宜清之，麥冬、五味，皆消暑藥也。黄栢、澤瀉，可以養陰水，升麻、乾葛，可以散暑邪，青、陳、蒼、麯，可以消滯氣。正者見暑門。

十全大補湯

人參　白术炒　白芍藥炒　茯苓去皮　黄蓍炙

當歸　甘草炙　熟地黃　川芎各一錢　桂心二分

痢疾已愈。氣血大虛者此方主之。○大虛者必大補故用人參黃蓍白术茯苓甘草以補氣用當歸川芎芍藥地黃桂心以補血

真人養臟湯

人參　白术炒　白芍藥炒　肉桂炒　訶子麪裹煨

粟殼　甘草炒　木香不見火　肉豆蔻麪裹煨

下痢日久。赤白已盡虛寒脫肛者。此方主之。○甘可以補虛故用人參白术甘草溫可以養藏故用肉桂豆蔻木香酸可以收斂。故用芍藥澁可以固脫故用粟殼訶子是方也。但可以治虛寒氣弱之

脱肛耳。若大便燥結。努力脱肛者則爲熱而非寒矣此方不中與也與之則病益甚

泄瀉門第十

叙曰泄瀉似乎易識一遇盤根錯節良手猶難之所以然者脾爲萬物之母泄瀉能壞人之母氣故也今考名方十五首用之者宜變通焉

白术茯苓湯

白术土炒　白茯苓去皮各七錢五分

脾胃虚弱不能尅制水穀濕盛作瀉者此方主之

○脾胃者土也。土虛則不能四布津液，水穀常留於胃而生濕矣。經曰：濕盛則濡瀉。故知水瀉之疾原於濕也。白朮甘溫而燥，甘則入脾，燥則勝濕；茯苓甘溫而淡，溫則益脾，淡則滲濕，土旺濕衰，瀉斯止矣。戴氏云：水瀉腹不痛者為濕，痛者為食積。河間云：瀉而水穀變色者為熱，水穀不變色，澄澈清冷者為寒。皆妙論也。若肛門燥澁，小便黃赤，則水穀雖不變，猶為熱也。此由火性急速，食下即出，無容變化，仲景所謂邪熱不殺穀是也。茲在臨證精察而加藥物之所宜者爾。

胃苓湯

蒼朮　厚朴　陳皮　甘草　白朮　茯苓

猪苓　澤瀉　桂

此方亦治濕盛泄瀉者也。○蒼朮厚朴陳皮甘草平胃散也，所以燥濕。白朮茯苓猪苓澤瀉桂五苓散也，所以利濕。脾胃強健者宜主此方，怯弱者宜主前方。白朮茯苓湯。平胃散正考見濕門，五苓散正考見傷寒門。

益黃散

丁香（麵煨）　木香　青皮（炒）　陳皮　訶子（麵裹微煨）

胃寒泄瀉脉遲者，此方主之。○腸胃熱則大便燥結，腸胃寒則洞泄不禁，大都然也。脉遲驗其爲寒是方也。二香之辛熱所以温中，二皮之辛利所以快脾，訶子之固澁所以止瀉。

升陽除濕防風湯

蒼术四錢製 防風二錢 白术 茯苓 芍藥各一錢

泄瀉頭痛者，此方主之。○陽陷于下，則成飧泄；濕犯于上，則令頭痛。此清濁倒置而然也。風能勝濕，故用防風；燥能制濕，故用二术；淡能利濕，故用茯苓；土病木乘，故用芍藥。又曰：久風入中，則爲腸風飧泄，故用防風伐肝疎脾，非酸不可，故用芍藥。

錢氏白术散

人參 白术 茯苓 甘草 木香 藿香

乾葛

脾虛肌熱泄瀉者此方主之○脾虛者補之以甘故用人參白朮茯苓甘草肌熱者療之以清故解以葛根脾困者醒之以香故佐以藿木

戊己丸

黃連十兩　吳茱萸泡　白芍藥炒各二兩

脾胃熱瀉不止者此方主之○熱瀉者糞色黃褐肛門斂澀也苦從火化火能生土故用黃連厚腸胃而益土燥酸從木化木能疎土故茱萸辛燥能疎亢盛之肝芍藥味酸能瀉土中之木戊爲胃土己爲脾土用是方以調脾胃故曰戊己丸

訶梨勒散

訶子仁　肉豆蔻麪裹煨　青皮各四兩

附子一兩　肉桂五錢

腸胃虛寒滑泄腹痛者此方主之○虛寒者中氣虛而生內寒也滑泄者土虛不足以防水也腹痛者濕淫而不氣抑也寒者溫之故用附子肉桂滑者澁之故用訶子肉蔻抑者疏之故用青皮

漿水散

半夏一兩製　甘草炙　附子　肉桂　乾薑各五錢

良薑二錢五分　每服三錢

水瀉澄澈清冷者此方主之○漿水者瀉利漿水

而澄澈也。河間云：水液澄澈清冷，皆屬於寒。寒者溫之，故是方率用辛溫之劑。析而論之，半夏、炙草可使健脾，脾健則能防水矣。乾薑、附子可使回陽，陽回則氣上升矣。良薑、肉桂可使化氣，氣化則能泌別清濁矣。

劉草窗痛瀉要方

炒白术三兩　炒芍藥二兩　防風一兩

炒陳皮一兩半

痛瀉不止者，此方主之。○瀉責之脾，痛責之肝，肝責之實，脾責之虛，脾虛肝實，故令痛瀉。是方也，炒术所以健脾，炒芍所以瀉肝，炒陳所以醒脾，防風所以散肝。或問痛瀉何以不責之傷食。余曰傷食腹痛得瀉便減。今瀉而痛不止。故責之土敗木賊也。

五味子散

五味子二兩炒香　吳茱萸五錢炒　共爲末。每服二錢。

腎虛子後泄瀉者。此方主之。○腎主二便。開竅於二陰。受時於亥子。腎藏虛衰。故令子後常作泄瀉。五味子有酸收固澁之性。炒香則益腸胃。吳茱萸有溫中煖下之能。炒焦則益命門。命門火旺。可以生土。土生則泄瀉自止。酸收固澁。可以生津。津生則腎液不虛。

椒附丸

椒紅　桑螵蛸炙　龍骨火煅存性

山茱萸炒　附子炮　鹿茸炼酒蒸

腎藏虛寒大便滑瀉者。此方主之。虛者腎精不足也。寒者命門火衰也。腎主二便腎藏虛寒則不能禁固。故令大便滑瀉。味厚為陰中之陰。故用山茱萸鹿茸以益腎家之陰。辛熱為陽中之陽。故用椒紅附子以壯命門之火。味澀可以固脫。故用螵蛸龍骨以治滑瀉之脫。

二神丸

破故紙炒四兩　肉豆蔻爆二兩　棗肉為丸

脾腎二藏俱虛泄瀉不止者。此方主之。○腎主水穀。腎主二便。脾弱則不能消磨水穀。腎虛則不能禁固二便。故令泄瀉不止。肉豆蔻辛溫而濇。溫能益脾。濇能止瀉。破故紙味辛而溫。辛則散邪。溫則燠腎。脾腎不虛不寒。則泄瀉止矣

補中益氣湯去當歸方

人參　甘草炙各一錢　升麻三分　黃耆炙一錢五分

白朮炒　陳皮去白　柴胡各五分

滑瀉痞悶者。此方主之。○內經曰。清氣在下。則生飧泄。濁氣在上。則生䐜脹。病由中氣不足而不能升清降濁。故耳。是方也。有人參黃耆甘草白朮。所

以補中，有陳皮所以利氣，有柴胡、升麻所以升舉陷下之陽。清陽升則濁陰自降，濁降則痞悶自除，清升則飧泄自止。亦當歸者，思其滑利而非飧泄所宜也。若西北高燥之區，則不必去矣。

青州白丸子

半夏七兩　南星　白附子各三兩　川烏去皮臍，五錢

共為末，水中浸數日為丸。

痰積滑泄不止者，此方主之。○肥人滑泄，責之痰。脈滑不調，責之痰。不食不飢，責之痰。昔肥今瘦，責之痰。痰之為物，濕土所化，故用半夏、南星以燥之。白附微溫，能治風痰。川烏辛熱，能攻痰積。

木香豆蔻丸

青木香　肉豆蔻

棗肉為丸每下梧子大二十丸

稽神録云江南司農少卿崔萬安常苦脾泄困甚家人為之禱于后土祠萬安夢一婦人簪珥珠履授以此方如其言服之而愈昆謂青木香能伐肝肉豆蔻能温中棗肉能健脾久泄脾虛中氣必衰肝木必乘其虛而尅制之此方之用宜其効也

秘結門第十三

敘曰：秘結，燥證也。然有火燥，有風燥，有水竭之燥，有血虛之燥。從容養血，清燥爲上；急遽攻下，通腸爲下。今考方藥六條，古人之醫法見矣。

潤腸丸 即脾約丸

麻仁十兩，入百沸湯內泡，浸一宿，日曝乾，礱之粒粒皆完　大黃四兩，酒蒸　杏仁一兩二錢，去皮尖，炒　芍藥酒炒　枳實麩炒　厚朴薑汁炒，各三兩

胃強脾弱，不能四布津液，濡潤大腸，後便燥結者，此方主之。潤可以去燥，麻仁、杏仁是也；苦可以勝燥，枳實、厚朴、大黃是也。

潤燥湯

熟地黄　當歸稍　大黄酒浸煨

桃仁去皮尖　生甘草　麻仁各一錢

紅花五分　生地黄　升麻各二分

大腸燥結便出堅黑者，此方主之。大腸得血則潤，亡血則燥，故用熟地、當歸以養血。初燥動血，久燥血瘀，故用桃仁、紅花以去瘀。麻仁所以潤腸，大黄所以通燥。血熱則凉，以生地黄；氣熱則凉，以生甘草。微入升麻，消風熱也。

通幽湯

生地黄　熟地黄　當歸稍　大黄酒浸煨

桃仁泥　紅花　升麻

結燥腹痛者。此方主之。○此節前方潤燥湯去生甘草麻仁也。胃之下口名曰幽門。此方服之可以通其留滯。故曰通幽。大便燥結升降不通。故令腹痛燥者濡之。生地熟地皆濡物也。逸者行之。大黃歸稍皆行物也。留者攻之。桃仁紅花皆攻物也。抑者散之。升麻之用。散抑鬱也。

大補丸

黃栢一味炒褐色 為末為丸

大便燥結。睡中口渴者。此方主之。○腎主五液。腎水一虧。則五液皆涸。故上見口渴。下見燥結也。黃栢味苦而厚。質潤而濡。為陰中之陰。故能滋少陰

補腎水。此經所謂燥者濡之。又謂之滋其化源也

他如六味地黄丸。虎潜丸。皆益腎之藥。均可選用

二方見虚損門。

玄明粉散

玄明粉三錢　當歸尾五錢　煎湯調服

血熱便秘者。此方主之。○玄明粉鹹寒。取其軟堅

當歸尾辛利。取其破血。此攻下之劑也。宜量人之

虚實而用之。

導法

燥在廣腸。欲其速出。氣弱不能傳送而出者。宜用

蜜棗導法。或猪膽導法。皆見傷寒門。

霍亂門第十四

叙曰霍亂有陰陽二證夫人共知之昔霍亂未顯之時及霍亂始定之際醫者不察而以逆劑立之病者不識而以糜食啖之則死道也今考古方八首以治霍亂大都喜通而惡塞爾

理中丸

人參　白朮炒　乾薑炒　甘草炙各二兩

共爲末蜜丸如雞黄大每服一丸沸湯和下

寒犯太陰腹痛吐瀉霍亂寒多不飲水者此方主之○寒犯太陰脾藏非止外感之寒徑中太陰凡吞寒飲冷皆是寒氣塞于中宮中下二焦之陽不

得宜發則乖隔而腹痛而吐瀉而霍亂也霍亂與吐瀉有別乃吐瀉之久亡其津液手足抽掣而揮霍眼自旋視而瞭亂也寒者溫之故用乾薑之辛熱邪之湊也其氣必虛故用人參白朮甘草之溫補

五苓散

茯苓　猪苓　白朮各十八銖　澤瀉一兩六銖　桂半兩

霍亂熱多欲飲水者陽邪也此方主之○邪在上焦則吐邪在下焦則瀉邪在中焦則既吐且瀉名曰霍亂霍亂責之裏邪裏邪責之水穀是方也桂能建中朮能安穀茯苓猪苓澤瀉能安水水穀得

其吐則霍亂自止矣。此丹溪治霍亂之意也。正考見傷寒門。

回生散

陳皮去白　藿香各五錢為末

中氣不和，吐瀉霍亂者，此方主之。○中氣者，脾氣也。喜疏利而惡閉塞，喜香竄而惡穢濁。故用陳皮之辛以醒之，藿香之竄以開之。

冷香飲子

草菓仁三兩　附子一兩　橘紅一兩　甘草五錢

薑煎冷服

夏月飲食雜以水菓寒冰之物，食之胸腹大痛霍亂者。此方主之。〇肉食得冰寒水菓而冷冰寒水菓因肉食而滯由是填塞至陰踈隔而成霍亂茱萸辛温善消肉食附子辛熱能散沈寒橘紅之辛可謂中氣甘草之温堪以益脾而必冷服者假其冷以從治內經所謂必伏其所主而先其所因也

華陀危病方

呉茱萸　木瓜　食鹽各一錢

夏月過用水菓填塞至陰。抑遏肝氣霍亂轉筋者此方主之。〇水菓得食鹽則收歛而不為患肝部得茱萸則疏利而不為抑轉筋得木瓜則筋舒而不復痛。

六和湯

砂仁　半夏　杏仁　人參　甘草各一兩

厚朴　木瓜　藿香　白术　白扁豆

赤茯苓各二兩

夏月飲食後，六府不和，霍亂轉筋者，此方主之。○六和者，和六府也。食飲爲患，和以砂仁、夾涎吐逆，和以半夏；膈氣不利，和以杏仁；胃虛不調，和以參术；中氣不快，和以藿香；伏暑傷脾，和以扁朴；轉筋爲患，和以木瓜；三焦蓄熱，和以赤苓；氣逆急吐，和以甘草。正考見暑門。

藿香正氣散

藿香三錢　白术炒　厚朴姜湯炒　茯苓
紫蘇　半夏製　大腹皮洗淨　桔梗
陳皮去白　甘草炙　白芷各一錢

内傷外感而成霍亂者，此方主之。○内傷者調其中，藿香、白术、茯苓、陳皮、甘草、半夏、厚朴、桔梗、大腹皮皆調中藥也。調中則能正氣于内矣。外感者疏其表，紫蘇、白芷疏表藥也。疏表則能正氣于外矣。若使表無風寒，二物亦能發越脾氣，故曰正氣。

三因吐法

燒鹽十兩　熱飲十五升

三飲而三吐之

欲吐不得吐，欲瀉不得瀉，腹中大痛者，名曰乾霍

亂令人暴死急以此方探吐之○鹽鹹物也多則
苦矣經曰鹹能軟堅故可以開宿食頑痰若能湧
泄故探之則易吐矣此法能回生起死毋忽輕而
忽之

痰門第十五

敘曰痰證顯於外夫人之所易知也痰涎隱於內
而怪證百出夫人之所難知也顯於外者只依常
法調理而治隱於內者非控涎丹神祐洸湧大倒
倉之法不能空其巢穴也今考古方十一首以治

痰變而通之，存乎人耳。

二陳湯

半夏製　陳皮去白　茯苓去皮，各錢五分

甘草炙，七分

濕痰爲患，此方主之。濕痰者，痰之原生于濕也。水飲入胃，無非濕化，脾弱不能尅制，停于膈間，中下二焦之氣熏蒸稠粘，稀則曰飲，稠則曰痰，痰生於濕，故曰濕痰也。是方也，半夏辛熱能燥濕，茯苓甘淡能滲濕，濕去則痰無由以生，所謂治病必求其本也。陳皮辛溫能利氣，甘草甘平能益脾，益脾則土足以制濕，利氣則痰無能留滯，益脾治其本，利氣治其標也又曰有痰而渴半夏非宜去半夏之燥而易貝母括蔞之潤余曰尤有訣焉渴而喜飲水者宜易之渴而不能飲水者雖渴猶宜半夏也此濕爲本熱爲標故見口渴所謂濕極而兼勝己之化實非真象也惟明者知之氣弱加人參白术名六君子湯

千緡湯

半夏七枚　皂角一寸炙　甘草一寸炙

痰涎上湧喉中有聲不渴者此方主之○濕土生痰故用半夏以燥濕氣塞則痰滯故用皂角以利氣肺苦氣上逆故用甘草以緩急又甘草能益脾

皂角能去垢，半夏能破逆，曰千緡者，重其効也。

導痰湯

半夏製四錢　陳皮去白　枳殼麩炒　膽南星

赤茯苓　炙甘草各一錢

風痰湧盛者，此方主之。○風痰者，濕土生痰，痰生熱，熱生風也。半夏、陳皮、茯苓、甘草，前之二陳湯耳。加南星以治風痰，入枳殼去痰如倒壁。

九蒸蒼朮散

蒼朮一味，九蒸九曬，爲極細末，每服漿水調下一錢。

濕痰腹痛者，此方主之。○濕痰腹痛，是土實也。經曰：土欲實，木當平之。蒼朮九蒸九曬，則其氣輕清

而薄風木勝濕之品也故治濕痰腹痛神良

三子養親湯

紫蘇子沉水者　白芥子　蘿蔔子各三錢

年高痰盛氣實者此方主之○痰不自動也因氣而動故氣上則痰上氣下則痰下氣行則痰行氣滯則痰滯是方也蔔子能耗氣蘇子能降氣芥子能利氣氣耗則邪不實氣降則痰不逆氣利則膈自寬奚痰患之有飛霞子此方為人子事親者設也雖然治痰先理氣此治標之論耳終不若二陳有健脾去濕治本之妙也但氣實之證則養親湯亦徑捷之方矣

潤下丸

陳皮二斤去白鹽水洗　甘草二兩炙　共爲末作丸

上而痰吐，下而痰瀉，此方皆良。○陳皮有消痰泄氣之功，食鹽具鹹能潤下之性，甘草有和藥調中之妙，炙之有健脾益胃之能。丹溪翁微加星夏者，燥其生痰之源；微加芩連者，撲其動痰之焰。

順氣消食化痰丸

製半夏　膽南星各一斤　神麴炒　杏仁去皮尖
陳皮去白　蘿蔔子生用　葛根　山查肉炒
青皮去穰　蘇子沈水者　香附製　麥芽各一兩

飲食生痰，胃膈膨悶者，此方主之。○星夏之辛能燥濕痰，葛根之清能解酒熱，山查麥芽神麴之消。能療飲食之痰，青皮陳皮蘇子杏仁蔔子香附之利，能行氣滯之痰，痰去則胷膈之膨悶亦去矣。

青州白丸子

半夏七兩　南星　白附子各三兩　川烏去皮臍五錢

共爲末，浸水數日爲丸。

濕痰作眩者，此方主之。痰之生也，由於濕，故用半夏南星之燥；痰之滯也，本於寒，故用烏頭白附之溫。浸以數日，殺其毒也。

清氣化痰丸

陳皮去白　杏仁去皮尖　枳實麸炒

黄芩酒炒　瓜蔞仁去油　茯苓各一兩

膽南星　製半夏各一兩半　薑汁爲丸

此痰火通用之方也。○氣之不清，痰之故也。能治其痰則氣清矣。是方也，星夏所以燥痰濕，杏陳所以利痰滯，枳實所以攻痰積，黄芩所以消痰熱，茯苓之用，滲痰濕也。若瓜蔞者，則下氣利痰云爾。

指迷茯苓丸

半夏製二兩　茯苓一兩　風化硝二錢五分

枳殼五錢　薑汁糊丸

中脘停痰伏飲者，此方主之。○半夏燥濕，茯苓滲濕，濕去則飲不生；枳殼削堅，化硝軟堅，堅去則痰

不固

滚痰丸

大黃（酒蒸） 黃芩（去朽各半斤） 礞石（硝煅黃金色一兩）

沉香（五錢） 共爲丸

實熱老痰，此方主之。○大黃能推蕩，黃芩能去熱，沉香能下氣，礞石能墜痰，是方乃攻擊之劑，必有實熱者，始可用之。若與虛寒之人，則非宜矣。又礞石由焰硝煅煉，必陳久爲妙，若新煅火毒未除，則不宜服。

控涎丹

甘遂（去心） 紫大戟（去皮） 真白芥子（各等分）

痰涎在心膈上下，使人胷背手足頸項腰膝引痛，手足冷痺，氣脈不遥者。此方主之。○甘遂直達涎結之處，大戟能攻胷脇之涎，芥子能散支痛之飲，此攻痰之厲劑也。又曰：驚痰加硃砂，痛者加全蝎，酒痰加雄黄、全蝎，驚氣成塊者加川山甲、鼈甲、玄胡索、蓬莪朮，臂痛加木鼈霜、桂心，痰熱加盆硝，寒痰加丁香、胡椒、肉桂，因其病證而藥加焉，兵政之便宜也。

三花神祐丸

甘遂麫裹煨　大戟拌濕炒　芫花各半兩炒

輕粉一分　大黄一兩　黒丑二兩取頭末

前藥爲末，滴水爲丸，如小豆大。初服五丸，每服加五丸，温水下，日三服。以利爲度。服後痞悶極甚者，此痰涎壅塞，頓攻不開，轉加痛悶，即初服三丸，每加二丸，至快利即止。

痰飲變生諸病，風熱鬱燥，支體麻痺，走注疼痛，痰嗽，氣血壅滯，不得宣通，人壯氣實者，此方主之。○

甘遂能達痰涎窠匿之處，大戟、芫花能下十二經之飲，黑丑亦逐飲之物，大黄乃推蕩之劑，佐以輕粉者，取其無竅不入，且逐風痰積熱，而解諸藥之辛烈耳。此大毒類聚爲丸，善用之則能定禍亂於昇平，不善用之則虚人真氣，愼之。

哮喘門第十六

敘曰：膈有膠固之痰，外有非時之感，內有壅塞之氣，然後令人哮喘。能溫之、汗之、吐之，皆是良法。若逡延調理，則虛喘宜之；人而羸瘦，氣弱，則宜灸其背腧。今考古方七首，而哮喘之大目可知矣。

麻黃湯

麻黃三錢，去節　桂枝三錢，洗淨　杏仁十枚，去皮尖　甘草一錢

肺部原有風痰，背腧復感寒邪，而成哮喘者，此方主之。○背腧者，背間之腧，容主輸藏氣者也。一受風寒，則藏氣為寒邪所閉，不得宣越，故作哮喘。麻黃之辛，能開腠散寒；桂枝之溫，能解肌疏表；杏仁

徵辛入肺利氣甘草甘平調中發散

瓜蔕散

甜瓜蔕七枚爲末　大豆煎湯調下五分

凡病胸膈氣塞不通者此方吐之○若能湧泄故用瓜蔕以吐之甘能調胃故用大豆以和之

定喘湯

白菓二十一枚炒黄色　黄芩炒　杏仁一錢五分去皮尖各

桑白皮二錢蜜炙　蘇子二錢　甘草一錢

麻黄去節　半夏製法　款冬花各三錢

肺虚感寒氣逆膈熱作哮喘者此方主之○聲粗者爲哮外感有餘之疾也宜用表藥氣促者爲喘

肺虛不足之證也宜用裏藥兼束於表陽氣不得泄越故上逆氣併于膈爲陽中之陽故令熱是方也麻黃杏仁甘草辛甘發散之物也可以疏表而定喘白葉款花桑皮清金保肺之物也可以安裏而定喘蘇子能降氣半夏能散逆黃芩能去熱

五味子湯

五味子半兩　人參去蘆　麥門冬去心

杏仁去皮尖　陳皮去白　生薑各二錢

肺虛作喘脉大者此方主之○喘則氣耗五味子所以收之虛則喘促人參所以補之肺喜潤故用麥冬杏仁氣喜利故用陳皮生薑

附子理中湯

人參　甘草炙　附子製　乾薑炒　白朮炒各一錢

脾肺虛寒痰涎壅塞少有動作喘嗽頻促。脈來遲細者。此方主之。○此證為虛而脈為寒也。虛則宜補。參朮甘草所以補虛。寒則宜溫。乾薑附子所以溫寒。

六君子湯

人參　白朮　茯苓　甘草　半夏　陳皮

氣虛痰喘者。此方主之。○氣壯則痰行。氣虛則痰滯。痰滯氣道。故令人喘。甘者可以補氣。參苓朮草皆甘物也。辛者可以治痰。半夏陳皮。皆辛物也。用

甘則氣不虚。用辛則痰不滞。氣利痰行胡喘之有或惡人參之補而去之此不知虚實之妙者也

又喘良方

用青皮一枚展開去瓤入江子一箇將麻線繫定火上燒盡烟留性為末生薑汁和酒一大呷服之

名醫錄云。李翰林。天台人有莫生患喘病求醫李云病日久矣我與治之乃用前方過口便定實神方也。嵩謂久喘者肺分有頑痰結氣青皮能破氣江子能攻痰然其性悍厲善於走下耳未可以療上部也。今用燒灰存性則大毒已去。所存者幾希

耳新煉火性炎上可使成功于膈佐之以薑汁則頑痰易剃行之以酒則無所不之薑酒既行二物善降冬喘之患可使愈於一旦非良方而何

咳嗽門第十七

敘曰新欬易愈久欬難愈所以難愈者病邪傳變而深入也經曰五藏六府皆令人欬非獨肺也是受邪之原亦多矣豈可以易與乎今考十五方率舉其大耳至於諸邪雜揉則輕重標本在人心權度而已焉能編簡盡耶

消風百解散

荆芥　麻黄去節　陳皮去白　蒼术七日泔浸

白芷　甘草等分

傷風咳嗽者此方主之○有頭疼發熱鼻塞聲重者傷風咳嗽也傷風宜解肌咳嗽宜利氣荆芥白芷麻黄可以解肌陳皮蒼术甘草可以利氣經曰辛甘發散爲陽夫六物皆辛甘則皆解散矣然能解散便能利氣能利氣便能解散其理恒相通者也

金沸草散

前胡　旋復花各一兩　赤芍藥炒　甘草各一錢

半夏製五錢　荆芥穗一兩半　赤茯苓六錢半

因風咳嗽生痰者，此方主之。○風盛則氣壅，氣壅則痰上，痰上則咳嗽。前胡、旋復，治風而兼行痰；荆芥、甘草，消風而兼利氣；半夏治痰兼破氣逆；赤芍調榮兼能制急；茯苓用赤，入丙丁也。

五苓散

茯苓　猪苓　澤瀉　白术　桂心

水寒射肺而咳者，此方主之。○上焦有火，渴飲凉水，水為火格，不得潤下，停留於膈，水寒射肺，故令人欬。淡足以滲水，故用茯苓、猪苓、澤瀉、白术；辛温足以散寒，故用桂心。向非水寒為患，則五苓非所宜發有表證者。以傷寒門小青龍湯主之。

丁香半夏丸

檳榔三錢　細辛　乾薑炮　人參各五錢

丁香　半夏各一兩

脾胃虛寒。痰飲積于胸膈之間。令人咳嗽者。此方主之。○脾胃溫煖則能運行痰飲。脾胃虛寒則痰飲停于胸膈。肺氣因之不利。乃作欬嗽。欬是有聲嗽是有痰。有痰有聲。有痰。名曰欬嗽。經曰。治病必求其本。證本於脾胃虛寒。則脾胃爲本。咳嗽爲標。故半夏之辛。所以燥脾。人參之甘。所以養胃。脾胃治則不虛。丁薑之溫。所以行痰。細辛之辛。所以散飲。

溢用則不寒不虛，不寒則脾胃治而痰飲散，欬嗽止矣。用礞石者，取其性重可以墜痰。經所謂高者抑之，是也。

人參蛤蚧散

人參二兩　蛤蚧一對，全者，河水浸五日，每換水洗，炙黃　杏仁去皮尖　甘草各五兩　茯苓　知母炒　桑白皮蜜炙　貝母各二兩

二三年肺氣上喘，咳嗽膿血，滿面生瘡者，此方主之。○二三年肺氣上喘，則病久而肺損矣。欬嗽出膿者，氣病；出血者，脈病也。面為清陽之分，六陽之氣皆會於面，其氣常實，不易受邪。今滿面生瘡，此

正氣衰而邪氣盛乃小人道長君子道消之象也是方也人參益氣蛤蚧補真杏仁利氣二母清金桑皮瀉喘若甘草茯苓乃調脾而益金之母也又曰蛤蚧爲血氣之屬能排血氣之毒故此方用之調體理血亦假其性而伏奇於正也

補肺湯

人參　黄芪蜜炙　川五味炒　紫菀洗去土各一兩

桑白皮蜜炙　熟地黄各二兩

咳嗽肺虚者此方主之○參芪脾胃藥也肺虚而益脾胃乃虚則補其母也地黄滋腎藥也肺虚而益腎恐其失養而盗氣於母也五味子酸收藥也

欬多必失氣，故用酸以收之。紫菀涼肺中之血，桑皮清肺中之氣，所謂隨其實而瀉之也。益其所利，去其所害，則肺受益，故曰補肺。

犀角地黃湯

生犀角 鎊　牡丹皮 各二錢五分

白芍藥 二錢　生地黃 一兩五錢

心移熱於肺而咳嗽出血者，此方主之。○心，火也；肺，金也。火者，金之畏。心移熱於肺，乃咳嗽見火證，如吐血面赤是也，名曰賊邪，甚是難治。是方也，生犀能解心熱，生地能涼心血，丹皮、芍藥性寒而酸，寒則勝熱，酸則入肝，用之者，以木能生火，故使二物入肝而瀉肝。此拔本塞源之治也。

當歸龍薈丸

當歸 酒洗　梔子 炒黑　龍膽草 酒洗　黃連 炒

黃栢 炒　黃芩 各一兩　木香 一錢　麝香 五分

大黃 酒浸　青黛 水飛　蘆薈 各半兩　煉蜜丸之

肝移熱於肺而欬嗽者。此方主之。○欬嗽而兩脇痛。多怒脉弦者。病原於肝也。肝者。將軍之官。氣常有餘。氣有餘便是火。故宜瀉之。是方也芩連梔栢草龍青黛大黃。皆能瀉火。而未必入肝。肝氣臊。諸藥得蘆薈麝香之臊。同氣相求。可以入肝而平肝矣。然肝木爲生火之本。而諸藏之火不無相扇。諸

藥雖因蘆薈麝香之引而入肝然其性各有所歸
則能兼五火而治之矣用當歸爲君者以其能和
五藏之陰以木香爲佐者以其能行諸藥之滯也
正考見火門

左金丸

黄連六兩　吳茱萸一兩湯泡

肝熱左脇痛咳嗽此方主之○左金者黄連瀉去
心火則肺金無畏得以行金令於左以平肝故曰
左金吳茱萸氣臊味辛性熱故用之以爲反佐此
方君一臣一制小其服者肝邪未盛也前方證邪
盛矣故用龍薈諸藥以平之彼之爲患滋甚自不

得不用夫太陰之兵也。

六味地黄丸

熟地黄八兩　山藥　山茱萸净肉各四兩

牡丹皮　澤瀉　白茯苓各三兩

腎虚移熱於肺咳嗽者此方主之。○有足心熱内股熱腰痛兩尺脉虚大者病原於腎虚也。熟地黄山茱萸味厚者也味厚爲陰中之陰故能益腎腎者水藏虚則水邪歸之故用山藥茯苓以利水邪水邪歸之則生濕熱故用澤瀉丹皮以導坎中之熱滋其陰血去其熱邪則精日生而腎不虚病根既去咳嗽自寧矣。正考見虚損門。

順氣消食化痰丸

製半夏　膽南星各一斤　陳皮去白

香附製　蘇子沈水者　青皮去穰炒

神麯炒　蘿蔔子生用　山查肉炒

麥蘖炒　杏仁去皮尖　葛根各一兩

酒食生痰，五更欬嗽，胃膈膨悶者，此方主之。□痰之原生於濕，故用半夏、南星以燥之；痰之滯原於氣，故用香附以開之，杏仁以利之，青皮、陳皮以快之，蘇子、蔔子以降之；食痰原於酒食，故用葛根以解酒，神麯、麥蘖、山查以磨食。

稜莪膏

生地黄四斤　白茯苓十三兩　人參六兩

白蜜二斤　四共熬膏

乾欬嗽者，此方主之。○乾咳嗽者，有聲無痰之名也。火乘於肺，喉嚨澁澁而痒，故令有聲。病原於脾者有痰，病不由脾，故無痰也。易曰：燥萬物者莫熯乎火。相火一熯，則五液皆涸，此乾咳之由也。生地黄能滋陰降火，白蜜能潤肺生津，損其肺者益其氣，故用人參。虛則補其母，故用茯苓。又地黄、白蜜皆潤，銖兩又多，茯苓甘而屬土，用之以佐二物，此水位之下，土氣乘之之義，乃立方之道也。他如火門阿膠散主此證亦良。

潤肺湯

訶子　五味子　五倍子　黃芩　甘草

咳而失聲者，此方主之。○欬而失聲，危證也，有肺絕之兆。酸者能收，澁者能固，三子酸而澁，則能收其肺氣而固其脫矣，故此方用之。黃芩能清肺熱，甘草能調肺氣，此方乃劫嗽之劑也。

劫嗽丸

訶子仁　百藥煎　荊芥穗等分

共爲末，蜜丸噙化。

久欬失氣，此藥亦宜用之，新欬者不宜用也。○内經曰：薄之劫之。薄者，雷風相薄之薄，藥病摩盪之名也刼者曹昧刼盟之刼取之不必正也冬咳失氣不用補劑而用訶子罌粟之澁肺有火邪不用潤劑而用荊芥穗之辛故曰刼也。

粉黛散

蚌粉 新瓦炒紅　青黛 少許

用淡虀水滴麻油數點調服。

總帶李防禦京師人初爲入内醫官值嬪御閣妃苦瘵嗽終夕不寐面浮如盤時方有甚寵徽宗幸其閣見之以爲憂馳遣呼李先數用藥弗應詔令往内東門供狀若三日不効當誅李憂技窮與妻對泣忽聞門外叫云咳嗽藥一文錢一貼喫了今

夜得睡李使人市藥十貼其色淺碧用淡虀水滴麻油數點調服李疑草藥性屬併三爲一自試之既而無他於是取三貼合爲一携入禁庭授死請分兩服以餌是夕嗽止比曉面腫亦消内侍走白天顏絶喜錫金帛厥值萬緡李雖荷其賚而念必宜索方書何辭以對殆亦死爾命僕侍前賣藥人過邀入坐飲以巨鍾語之曰我見隣里服嗽藥多効意欲得方倘以傳我諸物爲銀百兩皆以相贈不吝曰一文藥安得其值如此防禦要得方當便奉告只蚌粉一物新瓦炒令通紅拌青黛少許耳扣其所從來曰壯而從軍老而停汰頃見主帥有

此故剽得之以其易辨姑藉以度餘生無他長也
李給之終身焉崑謂蚌粉鹹而枯能軟堅痰而燥
濕青黛寒而苦能清肺膈而除熱虀汁酸鹹亦以
軟痰麻油之加欲其乾灰而爲向導之驅爾

醫方考卷之六終

醫方考卷之三

歙邑　吳崑　著
門人　方元振　梓

虛損勞瘵門第十八

叙曰：百病皆足以致虛損，勞瘵治之者必究其因，是疾也。自昔神良之醫，每難措手，所謂病已成而後藥之，譬之渴而穿井，鬪而鑄兵，不亦晚乎。以故歷朝醫哲撰述勞瘵方論，往往殂于隅見，大都未純。求其發理精確，以爲求學之准則者，蓋無全書焉。今考四十三方，聊實諸證云爾，擴而充之，則變化百出，在人心而已。

黄耆湯

黄耆四兩　人參　白朮　桂心各二兩

附子三十銖　生薑八兩　大棗十枚

五藏皆有勞，勞其肺者，短氣虛寒，皮毛枯澁，津液不通，氣力損之，脉來遲緩者，此方主之。○肺主氣，久於悲哀喘咳則成肺勞，肺勞故令氣短，而聲不長，氣為陽，陽虛則寒，故令虛寒。肺主皮毛，肺勞則無津液以充膚澤毛，故令枯澁。氣有餘則物潤津，氣不足則無以化液，故令口乾而津液不通。氣壯則強，氣餒則弱，今肺為勞傷，故氣力損之，脉來遲者為寒，緩者為虛。黄耆、人參甘温者也，故能補氣，經曰。損其肺者益其氣。是故用之。桂心附子辛熱者也。氣虛則陰湊之。而為寒熱。能壯氣。是故用之。白朮薑棗脾胃藥也。經曰。虛則補其母。脾是肺之母。是故用之。是方也。以上件皆是虛寒之證。故為合宜。若肺熱脈數者。非所宜也。今主二母散。

二母散

知母去毛炒　貝母去心略炒各五錢　共為末

肺勞有熱。不能服補氣之劑者。此方主之。○治肺有二法。氣虛而陰湊之。則如前方之溫補。金衰而火乘之。則如此方之滋陰。宜溫補者易愈。宜滋陰者難療。蓋火來乘金。謂之賊邪。非作肺痿。甚是難治是方也。二母皆苦寒之品。苦能堅金。寒能勝熱。故昔人主之。

人參固本丸

人參二兩　天門冬去心　麥門冬去心

生地黃洗淨　熟地黃各四兩

肺勞虛熱。此方調之。○本猶根也。肺主氣。而氣根於丹田。肺畏火而制火。必本於腎水。故用人參益氣。二冬清氣。熟地補腎。生地涼腎。劑之為丸用之。於下。所謂壯水之主。以制陽光是也。非固本而何。或問補腎何以用人參。余曰。人氣周流。無藏不有。故人參之用亦無處不宜。今得滋陰之品以濟之則亦下行而補下矣。

天王補心丹

人參去蘆　白茯苓去皮　玄參炒　丹參炒
遠志炒　桔梗各五錢　生地黄四兩淨洗　五味子炒
當歸酒洗　麥門冬去心炒　天門冬去心炒　栢子仁炒
酸棗仁炒各一兩

過勞其心，忽忽喜忘，大便難，或時溏利，口內生瘡者，此方主之。心者，神明之藏，過於憂愁思慮，久久則成心勞，心勞則神明傷矣，故忽忽喜忘。心主血，血濡則大便潤，血燥故大便難。或時溏利者，心火不足以生脾土也。口內生瘡者，心虚而火內灼也。人參養心氣，當歸養心血，天麥門冬所以益心津，生地丹參所以解心熱，柏仁遠志所以養心神，五味棗仁所以收心液，茯苓能補虛，桔梗能利膈。諸藥專於補心，勞心之人宜常服也。此方之傳，未考所自，偈云：昔者志公和尚日夕講經，鄧天王憫其勞也，錫以此方，因得名焉。載在經藏，今未辨其真僞，異日廣求佛典而徵之。

犀角地黃湯

生犀角鎊　生地黃　白芍藥　牡丹皮

勞心動火，吐血衂血者，此方主之。○心屬火而主脉，過勞其心則火妄動而脉湧溢，越竅而出，則爲臣爲細者勢也。經曰：治病必求其本，故以涼心之藥主之。生犀能解心熱，生地能涼心血，白芍、丹皮酸寒之物也。酸者入肝，寒者勝熱，所以心病而治肝者，肝是心之母，木能生火，故從肝而治之，乃迎奪之兵也。

四物粱米湯

粱米　稻米　黍米各一升　蠟如彈丸大，後入，以化爲度

心勞吐衄，久服寒涼之劑，因壞脾胃者，此方主之。

○心是脾之母，脾是心之子。脾因寒涼而壞，則必盜母氣以自養，而心益病矣。求其不殆，得乎？故宜調脾益胃。調脾者，莫如穀氣，故用稻、粱、黍米從用

癱者。取其厚腸胃云爾。此療子益母之義。昔之良醫皆用之。

半夏湯

半夏製　宿薑各二兩　茯苓去皮

白朮七錢炒　杏仁去皮尖炒　橘皮去白

芍藥炒各五錢　竹葉二十片　大棗五枚

脾勞四肢不用。五藏皆病。腹滿有息。舌根皆直。不能嚥唾者。此方主之。○脾主消磨水穀。若勞倦之後。病瘥之餘。過適口之味。過於醲飲。脾弱不能消磨。勞於運化。久久則成脾勞。脾主四肢。故令四肢不用。五藏皆受氣於脾。脾勞而傷。則五藏皆無以稟氣故乖而失其常經曰脾主行氣於三陰脾勞則三陰之氣皆滯塞不行故令脹滿三陰之氣至胃中而還故令有息脾之經脈上膈挾咽連舌本散舌下故令舌根苦直不能嚥唾半夏甘辛甘則益脾辛則散滯猶薑等之一以醒脾一以制半夏之毒爾脾喜燥而惡濕故用白朮燥脾茯苓滲濕脾喜通而惡塞故用杏仁利氣橘皮泄氣竹葉氣清能去土中之火芍藥味酸能瀉土中之木大棗之用取其甘而益脾爾

補中益氣湯

人參　甘草炙各一錢　升麻三分　黃耆炙一錢五分

當歸　白朮炒　陳皮去白　柴胡各五分

勞倦傷脾中氣不足懶於言語惡食溏泄日漸瘦弱者此方主之。○脾主四肢故四肢勤動不息又遇饑餒無穀氣以養則傷脾傷脾故令中氣不足。懶於言語脾氣不足以勝穀氣故惡食脾弱不足以尅制中宮之濕故溏泄脾主肌肉故瘦弱五味入口甘先入脾是方也。參耆歸朮甘草皆甘物也。故可以入脾而補中氣。中氣者脾胃之氣也。人生與天地相似天地之氣一升則萬物皆生天地之氣一降則萬物皆死。故用升麻柴胡為佐以升清陽之氣所以法象乎天地之升生也。用陳皮者一能蹝逍脾胃，一能行甘温之滞也。是謂黄耆建中湯，亦可主用。見傷寒門。

枸杞酒

枸杞子一斗　酒二斗同釀

肝勞，面目青，口苦，精神不守，恐畏不能獨卧，目視不明者，此方主之。○肝者，將軍之官，謀慮出焉，故謀而不决，拂而數怒，久久則勞其肝。肝，東方之色也，病則色徵於面目，故令面目色青。口苦者，肝移熱于府，而膽汁上溢也。肝藏魂，肝勞則邪居魂室，故令精神不守，且恐畏不能獨卧也。肝氣通於目，肝和則能辯五色矣。今肝爲勞傷，故令目視不明經曰味爲陰味厚爲陰中之陰枸杞味厚故足以養厥陰之陰煮以純酒取其浹洽氣血而已他如六味地黄丸亦可主用古謂肝腎之病同一治又謂虚則補其母腎是肝之母故地黄丸亦宜

六味地黄丸加黄栢知母方

熟地黄八兩　山茱萸去核　山藥各四兩

澤瀉　牡丹皮去木　白茯苓各三兩

黄栢鹽炒　知母鹽炒各二兩

腎勞背難俛仰小便不利有餘瀝囊濕生瘡小腹裏急便赤黄者此方主之腎者藏精之藏也若人強力入房以竭其精久久則成腎勞腎主精精

主封填骨髓腎精以入房而竭則骨髓日枯矣故背難俛仰前陰者腎之竅腎氣足則能管攝小便而溲溺惟宜腎氣怯則欲便而不利既便而有餘瀝斯之謂失其開闔之常也腎者水藏傳化失宜則水氣留之水氣留之則生濕熱故令囊濕生瘡也小腹裏急者此真水枯而真火無制真水枯則命門之相火無所畏真火無制故灼膀胱少腹之筋膜而作裏急也便赤黃者亦皆火之所爲熟地山茱味厚者也味厚爲陰中之陰故足以補腎間之陰血山藥茯苓甘淡者也甘能制濕淡能滲濕故足以去腎虛之陰濕澤瀉丹皮鹹寒者也鹹能

潤下寒能勝熱故足以去腎間之濕熱黃柏知母苦潤者也潤能滋陰苦能濟火故足以服龍雷之相火夫去其灼陰之火滋其濟火之水則腎間之精血日生矣王冰曰壯水之主以制陽光此之謂也。

猪膏酒

猪膏　薑汁各二升熬取三升再入酒五合和煎分三服

五勞之外。又稱六極。筋極之狀令人數轉筋十指爪甲皆痛苦倦不能久立宜此方主之。○筋極者數勞四肢筋液耗竭名曰筋極極者甚於勞之名也筋既竭其津液則失其潤養而作勁急故令人數轉筋也。爪甲筋之餘也。筋屬木，木極則金承之，故令十指爪甲皆痛，亦枝枯萌萎之象也。苦倦不能久立者，筋敗不能束骨也。是疾也，若以草木之藥治之，卒難責効。師曰：膏以養筋，故假猪膏以潤養之。等以薑汁者，非辛不足以達四末故也。復熬以酒者，以酒性善行，能浹洽氣血，無所不之，故用之以爲煎也。

人參養榮湯

人參去蘆　黃耆炙　陳皮　白芍藥酒炒

當歸酒洗　甘草炙　白茯苓　五味子炒

遠志去心　白朮炒　桂心　熟地黃

脉極者。忽忽喜忘。少顏色。眉髮墮落。此方主之。脉者血之府。脉極者。血脉空虛之極也。此由失血所致。心主血脉。脉極則無血以養心。故令忽忽喜忘。榮血有餘。則令人悅澤顏色。榮血不足則令人色夭而顏色少也。眉髮者血之所養。榮血不足故令眉髮墮落。人參黄耆白术茯苓甘草陳皮皆補氣藥也。榮血不足而補氣。此大易之教。陰生於陽之義也。陰者五藏之所生。故用當歸澤瀉芍藥調肝。熟地滋腎。五味益肺。遠志寧心。五藏和而陰血自生矣。桂性辛熱。熱者入心而益火。辛者入經而利血。又心爲生脉之原。故假之引諸藥入心而養榮血於脉耳。

十全大補湯

人參　黄耆　白朮　白芍藥

熟地黄　茯苓　當歸　川芎

甘草各等分　桂心少許

肉極者。肌肉消瘦。皮膚枯槁。此方主之。○肉極由於陰火久灼者。難治。宜別主六味地黄丸。若由飲食勞倦傷脾而致肉極者。宜大補氣血以充之。經曰。氣主呴之。血主濡之。故用人參白朮黄耆茯苓甘草甘温之品以補氣。氣盛則能充實於肌肉矣。用當歸川芎芍藥地黄肉桂味厚之品以補血。血生則能潤澤其枯矣。

生脉散

人參　麥門冬去心　五味子炒　等分

氣極者正氣少。邪氣多。多喘少言。此方主之。○肺主氣。正氣少。故少言。邪氣多。故多喘。此小人道長君子道消之象也。人參補肺氣。麥冬清肺氣。五味斂肺氣。一補一清一斂。養氣之道畢矣。名曰生脉者以脉得氣則充失氣則弱。故名之。東垣云。夏月服生脉散加黄蓍甘草。令人氣力湧出。若東垣者可以醫氣極矣。

虎骨酒

虎骨 一具，通炙，取黄焦汁，盡碎，如雀腦

糯米 三石，入虎骨，倍用麴，如醸酒法醸之。酒熟，封頭五十日，開飲之

骨極者，腰脊酸削，齒痛，手足煩疼，不欲行動，此方主之。○腎主骨，骨極者，骨内空虚之極也。故令腰脊酸削，齒者骨之餘，故齒亦痛，手足煩疼，不欲行動。骨内空虚之徵也。以骨治骨，求其類也。以虎骨治骨，取其壯也。醸之以酒者，取酒性善積直徹于骨也。褚澄云：男子天癸未至而御女，則四肢有未滿之處，異日必有難狀之疾。其骨極之類乎。

龜鹿二仙膠

鹿角 十斤，血取者　龜板 五斤　枸杞子 三十兩

人參十五兩

上件用鋁鐔如法熬膠。初服酒化錢半。漸加至三錢。空心下。

精極者。夢洩遺精。瘦削少氣。目視不明。此方主之。

○精、氣、神，有身之三寶也。師曰：精生氣，氣生神。是以精極則無以生氣，故令瘦削少氣；氣少則無以生神，故令目視不明。龜、鹿稟陰氣之最完者，其角與板，又其身聚氣之最勝者，故取其膠以補陰精。用血氣之屬劑而補之，所謂補以類也。人參善於固氣，氣固則精不遺；枸杞善於滋陰，陰滋則火不洩。此藥行則精日生，氣日壯，神日旺矣。

加味逍遥散

當歸　白芍藥　白朮　柴胡

茯神　甘草各一錢　丹皮　山梔各七分

六極之外。又有七傷。一曰大怒逆氣傷肝。肝傷則少血目暗。宜此方主之。○經曰。肝者。將軍之官。故主怒。怒則氣逆。氣逆則血亦逆。故少血。眼者。肝之竅。又曰。目得血而能視。今肝傷少血。故令目暗。越人云。東方常實。故肝藏有瀉而無補。即使逆氣自傷。疏之即所以補之也。此方名曰逍遥。亦是疏散之意。柴胡能升。所以達其逆也。芍藥能收。所以損其過也。丹梔能瀉。所以伐其實也。木盛則土衰。白术甘草扶其所不勝也。肝傷則血病。當歸所以養其血也。木實則火燥。茯神所以寧其心也。

安神丸

黄連一兩五錢酒潤　硃砂一兩水飛　當歸酒洗
生地黄酒洗　炙甘草各五錢

二曰憂愁思慮傷心。心傷則苦驚喜忘。夜不能寐。此方主之。○憂愁思慮則火起於心。心傷則神不安。故苦驚。心主血。心傷則血不足。故喜忘。心愈傷則憂愁思慮愈不能去。故夜不能寐。苦可以瀉火。故用黄連。重可以鎮心。故用硃砂。生地涼心。當歸養血。炙甘草者所以益脾。脾是心之子。用之欲其不食氣於母故爾。

歸脾湯

人參　白茯苓　龍眼肉　酸棗仁

黄耆　白术各二錢　遠志一錢　木香

炙甘草　當歸各五分

三曰飲食太飽傷脾，脾傷則面黄善卧。宜此方主之。○脾者倉廩之官，故飲食太飽則傷之。中央土色入通於脾，脾傷則其本色自見，故面黄。神者，中氣之所生，脾傷則神亦倦，故善卧。内經曰：五味入口，甘先入脾。參耆苓术甘草，皆甘物也，故用之以補脾。脾虚則補其母，龍眼肉、酸棗仁、遠志，所以養心而補毋脾氣喜快。故用木香。脾苦亡血。故用當歸此主食去脾傷之方也。若停食之方。則以消磨之劑主之。而不專於補益矣。

附子理中湯

人參　甘草炙　附子製　乾薑炒　白术各一錢

四曰形寒飲冷傷肺。肺傷則短氣咳嗽脉來微遲者。宜此方主之。○形寒者。形氣虛寒也。飲冷者。復飲冷物也。熱則氣壯。寒則氣怯。令肺爲寒冷所傷故令氣短。水寒射肺。肺不能容。故令咳嗽脉來微者爲虛。遲者爲寒。損其肺者。益其氣。故用參术甘草。寒者温之。故用附子乾薑。

白通加人尿猪膽汁湯

葱白四莖　乾薑一兩　附子一枚

人尿五合　猪膽汁一合

五日久坐濕地傷腎，腎傷則短氣腰痛，厥逆下冷，陰脉微者，宜此方主之。○腎者水藏，濕其類也，故感之易入而易傷。凡人呼吸之氣，呼出心與肺，吸入腎與肝。腎傷則吸微，故令氣短。腰者腎之府，腎傷而腰痛者，其勢也。濕爲陰，其氣寒，陰併于下，則陽格于上，故厥逆而下冷。尺爲陰，陰脉微者，下部寒也。乾薑、附子，熱物也，可以回陽燥濕。師曰：太陽中天，則寒者温，濕者燥，故薑、附可以治寒濕。葱白辛溫可使通腎氣人尿猪膽性寒而質陰用之者一可以制薑附之熱而不使其燥烈于上焦無病之分一可以同寒濕之性而引薑附直達下焦受病之區此佐以所利和以所宜乃兵家之向導也

玉屏風散

黄耆　防風各一兩　白术二兩

六曰風雨寒濕傷形形傷則皮膚枯槁宜此方主之○外冒風雨則寒濕不免矣以外得之故令傷形而皮膚枯槁然皮膚之間衛氣之所居也靈樞經曰衛氣者所以温分肉充皮膚肥腠理而司開闔者也故峻補其衛氣而形斯復矣黄耆甘温補

表之聖藥也得防風而功愈速故以防風等之白朮益脾脾主肌肉故以白朮倍之三藥者皆補氣之品內經曰形不足者溫之以氣此之謂也方名曰玉屏風亦是以其補益衛氣足以為吾身之倚毗爾

升陽益胃湯

羌活　獨活　防風　柴胡　白朮　茯苓

黃耆　人參　半夏　甘草　陳皮　黃連

澤瀉　白芍藥

七日大怒恐懼傷志志傷則恍惚不樂宜此方主之○怒則氣上恐則氣下一怒一恐拂于胸中則

志意不得舒暢，故曰傷志。志者，腎之所主，而暢於亶中。亶中者，兩乳之間，心君之分也。心者，神明之所出，故令恍惚。亶中者，喜樂之所出，故令不樂。下者舉之，鬱者達之，故用羌活、獨活、防風、柴胡升舉之品。氣乖于中，脾胃受病，故用參、芪、苓、朮、橘、半、甘、芍調胃之品。方內有澤瀉，則陷下之邪可泄；方內有黃連，則亶中之逆可平。

磁石（火內煆紅，入醋淬七次，為末入藥）

古人於腎虛腰疼方中每用磁石，時方多不用之。然磁石性能引鐵，則用之者，亦是假其引肺金之氣入腎，使其子母相生爾。水得金而清，則相火不攻自去矣。嗚呼，醫之神妙，在於幽微。此言可與知者道也。

六味地黄丸

熟地黄八兩　山茱萸肉　山藥各四兩

白茯苓去皮　牡丹皮　澤瀉各三兩

腎虛不能制火者，此方主之。○腎非獨水也，命門之火並焉。腎不虛則水足以制火，虛則火無所制，而熱證生矣。名之曰陰虛火動。河間氏所謂腎虛則熱是也。今人足心熱，陰股熱，腰脊痛，率是此證。老人得之為順，少年得之為逆，乃咳血之漸也。熟地黄、山茱萸，味厚者也。經曰：味厚為陰中之陰。故能滋少陰，補腎水。澤瀉味甘鹹寒，甘從濕化，鹹從水化，寒從陰化，故能入水藏而瀉水中之火。丹皮氣寒味苦辛，寒能勝熱，苦能入血，辛能生水，故能益少陰，平虛熱。山藥、茯苓味甘者也，甘從土化，土能防水，故用之以制水藏之邪，且益脾胃而培萬物之母也。互考見咳嗽門。

崔氏八味丸

淮熟地黃八兩　山茱萸肉　山藥各四兩

牡丹皮　白茯苓　澤瀉各三兩

肉桂　附子各一兩

腎間水火俱虛者，此方主之。○君子觀象於坎，而知腎俱水火之道焉。故曰七節之旁中有小心。小心少火也。又曰腎有兩枚。左爲腎。右爲命門。命門相火也。相火即少火耳。夫一陽居于二陰爲坎。水火竝而爲腎。此人生與天地相似也。今人入房盛而陽事愈舉者。陰虛火動也。陽事先痿者。命門火衰也。眞水竭則隆冬不寒。眞火息則盛夏不熱。故人樂有補腎餌焉。是方也。熟地山茱丹皮澤瀉山藥茯苓。前之地黃丸也。所以益少陰腎水。肉桂附子。辛熱物也。所以益命門相火。水火得其養。則二腎復其天矣。耳考見小便不禁門。

補腎丸

杜仲姜汁炒　牛膝　陳皮各二兩

黃栢鹽酒炒　龜板酥炙各四兩　夏加五味子炒一兩

冬加乾薑五錢

此亦滋腎陰之方也。○黃栢龜板杜仲牛膝皆濡潤味厚物也故能降而補陰復用陳皮假以疏滯夏加五味者扶其不勝之金也冬加乾薑者壯其無光之火也經曰無伐天和此之謂爾。

補天丸

黃栢　龜板各四兩　杜仲　牛膝　陳皮各一兩

夏加五味子炒一兩　冬加乾薑五錢

人胞一具酒洗蒸爛搗丸

男女交合非時天癸虛損者此方主之。此即前方補腎丸加人胞也。天癸者男之精女之血。先天得之以成形後天得之以有生者也。故曰天癸補腎丸前考已悉人胞者亦精血之所融結乃無極之極未生之天也。已生之後天癸虛損補以草木之藥非其類也。至難責効人胞名曰混沌皮則亦天耳以先天之天而補後天之天所謂補以類也故曰補天

虎潛丸 一名補陰丸

黃柏鹽酒炒 知母炒 熟地黃各三兩 龜板四兩酥炙

虎脛骨酥炙一兩 鎖陽 當歸各一兩半 陳皮去白

白芍藥 酒炒 牛膝 各二兩 羊肉 爲丸

此亦治陰分精血虛損之方也。○虎陰也。潛藏也。是方欲封閉精血。故曰虎潛。人之一身。陽常有餘。陰常不足。黃栢知母。所以滋陰。地黃歸芍。所以養血。牛膝能引諸藥下行。鎖陽能使陰精不泄。龜得天地之陰氣最厚。故用以補陰。虎得天地之陰氣最強。故用以壯骨。陳皮所以行滯。而羊肉之用取其補也。互考見痿門。

滋陰大補丸

熟地黃 二兩　川牛膝　山藥 各一兩五錢　山茱萸 肉

杜仲 姜汁炒 去絲　白茯苓　巴戟天 去心　五味子 炒

小茴香炒　肉從容　遠志去心各一兩　石菖蒲

枸杞子各五錢　紅棗肉爲丸

此陰陽平補之劑也。○地黄牛膝杜仲山茰五味

枸杞滋陰藥也。巴戟從容茴香遠志石蒲山藥茯

苓紅棗養陽藥也。滋陰者潤而不寒。養陽者温而

不熱。丹溪翁立方之穩。大都如此。中年之人服之

殊當。

補火丸

生硫黄一斤　猪臟二尺

將硫黄爲細末。盡實臟中。爛煮三時取出。去臟

蒸餅爲丸。如梧子大。每服十丸。日漸加之。

冷勞。病瘠。血氣枯竭。齒落不已。四肢倦怠。語言不足者。此方主之。○凡人之身。有真火焉。寄于右腎。行于三焦。出入于甲膽。聽命于天君。所以温百骸。養藏府。充七竅者。皆此火也。是火也。萬物之父。故曰。天非此火不足以生萬物。人非此火不能以有生。若此火一熄。則萬物無父。故肉衰而瘠。血衰而枯。骨衰而齒落。筋衰而肢倦。氣衰而言微矣。硫黄。火之精也。故用之以補火。然其性過熱有毒。故用猪臟爛煮以解之。或曰。世方以寒涼之品治勞。而硫黄又世人罕用。今治勞而用之。誰不驚異。余曰。寒因熱用。熱因寒用。有熊氏之經也。湯液云。硫黄亦號將軍，能破邪歸正，返滯還清，挺出陽精，消陰化魄而生魂，則先醫亦嘗頌之矣。戴元禮，丹溪之高弟也，有言曰：諸寒涼皆滯，惟有黃連寒而不滯；諸熱藥皆燥，惟有硫黃熱而不燥。則戴氏亦嘗頌之矣。柰何拂吾心之理，而求同俗乎？昔仁和吏早衰，服之，年踰九十，此往昔之驗也。表之類編究，如范文正公之金液丹，得効之玉真丸，和劑之來復丹、半硫丸、靈砂丹，百選之二氣丹，活人之返陰丹，揚氏之紫霞丹，往往皆用之，但其所主者各有攸當，茲不贅爾。○凡服硫黃者，忌猪血、羊血、牛血及諸禽獸之血，愼之。

石膏散

石膏（一味細末如麪每夕新汲水服方寸匕取身無熱爲度）

熱勞。附骨蒸熱。四肢微瘦。有汗。脉長者。此方主之

○熱勞之證。巢氏曰。熱勞屬陰虛。亦有陽邪外襲傳入于骨。不能泄越。內作骨蒸。令人先寒後熱。久久漸成羸瘦。有汗者胃家實也。脉長者陽邪證也。石膏寒而清肅者也。可以療裏熱。以故外臺集之。慶州某醫用之。睦州鄭迪功之妻驗之。名醫錄載之。所以開朦後學也。至矣。或問東垣言血虛身熱。證象白虎。誤服白虎者必死。非石膏之謂乎。余曰。若新產失血。飢困勞倦之病。合禁用之。若內熱有汗脉

長者則不在禁也。

甘梨漿

勞瘵脈數燥渴日瘦者宜服之。蓋天一生水所以養萬物者也。若火盛而水滅，令人五液乾涸，則甘梨漿可以急救之。此物匪惟可以救急，嘗有回生起死者。師云：生用之可以涼五火，熟用之可以滋五藏。

童便

咳血者，以童便一物主之。咳血是肺中有竅，肺是清虛之藏，纖芥不容，一有其竅，則血滲入肺矣，愈滲愈咳，愈咳愈滲。此為難治，褚澄云：以寒涼治之百不一生以溲溺治之百不一死故特表而出之又曰血雖陰類運之者其和陽乎所以示人者深矣。

股肉

割股之事古昔有之蓋賢婦急於舅姑夫子之疾而祈一念以捨天爾至唐開元間陳藏器撰本草拾遺云人肉治瘵疾自是閭閻益多割股至有假名于孝而爲之者嗚呼同類固不可食鬭體豈曰事親且俞扁淳華上世神良之醫也未聞用人肉以治疾而閔損曾參之孝亦未嘗割股所以求要名之行者藏器其作之矣。

柴前梅連散

柴胡　前胡　烏梅　胡黃連各三錢

猪膽一枚　猪髓一條　韭白半錢　童便二盞

風勞骨蒸，久而不痊，咳嗽吐血，盜汗遺精，脉來弦數者，此方主之。○此治因風成勞者也。蓋風者百病之長，乃天之陽氣也。主疏泄萬物，故在表則令人出汗，在肺則令人咳嗽，在肝則令人吐血，在腎則令人遺精，附骨則令人蒸熱盜汗，是論也，靈樞函其蘊，自漢唐以至宋元諸醫皆未竟其說，無惑乎治勞瘵者之難其人也。柴胡解不表不裏之風，胡連清入肌附骨之熱，前胡主脾肺表裏之邪褚澄氏曰酸能入骨則烏梅之用亦可以收斂骨蒸猪膽所以養陰猪髓所以養骨童便所以濟火。韭白辛熱少用之以使向導經曰甚者從之此之謂也。

秦艽鱉甲散

秦艽　知母　當歸各半兩　鱉甲一兩

烏梅一枚　青蒿五葉　柴胡　地骨皮各一兩

風勞骨蒸壯熱肌肉消瘦此方主之。風陽氣也故在表則表熱在裏則裏熱附骨則骨蒸壯熱久蒸則肌肉消瘦無風不作骨蒸此崑之立言也羅謙甫氏之主此方蓋有神契者矣柴胡秦艽風藥也能驅肌骨之風。骨皮知母，寒品也。能療肌骨之熱。鱉，陰類也。甲，骨屬也。骨以及骨，則能爲諸藥之向導。陰以養陰，則能退陰分之骨蒸。烏梅味酸，能引諸藥入骨而收其熱。青蒿苦辛，能從諸藥入肌而解其蒸。復有當歸一以養血，一以導諸藥入血而除熱于陰爾。

柴胡

衍義云：柴胡，本經並無一字治勞。今人治勞方中鮮有不用者。凡此誤世甚多。斯言也，謂病原不同，不可一槩而施之爾。故又繼之曰：如經驗方中治勞熱青蒿煎丸用柴胡，正合宜耳。又尾之曰：服之無有不効世人因前言而槩不用柴胡雖當用者亦必不用嗚呼藏器一言擧世割股丹溪一出衆口滋陰衍義片詞柴胡永棄更不求其證脉而可否之此之謂侏儒觀場隨衆喧鳴爾求其真知則未也

三黄丸

黄芩（酒炒，春四，夏、秋六，冬三兩）　黄連（酒炒，春四，夏五，秋三，冬一兩）

大黄（酒浸九蒸晒，春三，秋二，夏一，冬五兩）

消渴羸痩不生肌肉其人善穀者此方主之○上件皆火證也火炎則水乾故令消渴燥萬物者莫熯乎火故令羸痩不生肌肉火甚則速於傳化故

善穀芩連大黃。苦寒物也。寒能勝熱。苦能瀉火。火去陰而自生。陰生而肌肉自長矣。

麥煎散

鱉甲醋炙　柴胡　生地黃　大黃煨

常山　當歸　赤茯苓　乾漆炒焦

石膏各一兩　白朮　甘草各半兩　小麥五十粒

有汗加麻黃根一兩　共爲末每服三錢

少男室女孀婦鬱勞。骨蒸內熱。風血攻疰四肢者。此方主之。此攻鬱勞之方也。少男思其女而不得則有留精。室女思其男而不得則有留血。孀婦有所思則氣結而有留瘀。其理一而已。謂之留者精血已離其位。但留于經脉關要之區阻塞氣血流行之道也。氣陽也。阻而塞之則積陽爲熱。故發蒸蒸骨熱。血陰也。阻而塞之則積陰爲痓。故令四肢攻痓。曰風血攻痓四肢者。風血內搏。四肢無力而倦怠浮腫也。鼈甲乾漆。攻堅削積之品也。所以治精血之留結。柴胡石膏解肌清熱之藥也。所以去骨蒸之內熱。思則火結于心包。故用常山以開其結。鬱則氣留于六府。故用大黃以推其陳。當歸生地。生新血也。白朮甘草。致新氣也。赤茯苓。所以導丙丁之邪。浮小麥所以止骨蒸之汗。而麻黃根之加。乃以其形中閉爲止汗之最捷爾。東坡云。此黄州呉判官之方也。瘵骨蒸肌熱盜汗極効。呉君寶之不肯妄傳也。雖然此攻擊之劑。惟少男室女孀婦其氣完固。始可用之。若男婦交接氣弱者猶禁與也。

桃仁丸

桃仁一百二十枚去皮尖雙仁不用

只此一味杵丸平旦井花水下。隔日一服。百日不得食肉。

骨蒸日久者此方主之。○骨蒸日久則絡有留血。不去其瘀諸藥不効。外臺此方。以桃仁獨味爲丸所以消留瘀也。亦是超人之見。

大黃䗪蟲丸

大黃十兩蒸　黃芩二兩炒　乾地黃半兩

杏仁去皮尖　蠐螬炒　䖟蟲去翅足炒各一升

甘草三兩　乾漆炒　桃仁去皮尖各一兩

芍藥四兩　水蛭百枚炙黃　䗪蟲去頭足炒半升

右十二味為末。蜜丸如小豆大。日三服。每服酒下五丸。

仲景云。五勞虛極。羸瘦。腹滿不能飲食。食傷。憂傷飲傷。房室傷。飢傷。勞傷。經絡營衛氣傷。內有乾血。肌膚甲錯。兩目暗黑。緩中補虛。大黃䗪蟲丸主之

○夫濁陰不降。則清陽不升者。天地之道也。小人

不退則君子不進者家國之道也故發熱之久內有乾血乾血不去則新血不生者人身之道也是方也乾漆桃仁蝱蟲水蛭蠐螬䗪蟲去乾血之品也君以大黃是聽命于將軍矣佐以芍藥地黃生新血也佐以杏仁甘草致新氣也佐以黃芩驅遊熱而堅腸胃也仲景爲百代醫宗良有識矣今世人一遇五勞羸瘦用滋陰而不愈則坐以待斃嗚呼術豈止於此耶

百勞丸

當歸炒　乳香　沒藥　人參各一錢

大黃蒸四錢　水蛭炙黃　蝱蟲去翅足炒各十四枚

右爲末，煉蜜作丸，如梧子大，都作一服，可百丸，五更百勞水下，取下惡物爲度，服白粥十日。百勞水者，用杓揚之百遍，即甘爛水也。

一切勞瘵積滯，不經藥而成壞證者，此方主之。○此爲太夫傳張仲景之方也。疾不經藥而成壞證，則中氣尚未壞也。有積滯者，蒸熱之久，內有乾血也。故乳香、没藥、大黃、䖟蟲、水蛭，皆消瘀逐敗之品。用當歸所以生新血，用人參所以固元氣耳。此與䗪蟲丸若合一轍，皆推陳致新之義也。

五尸傳疰門第十九

叙曰：五疰之説，惟古昔神良之醫言之，未登神良之堂者，鮮不起而笑之矣。嗚呼！知鬼神之原者，自昔難之。彼笑者未必其無見也，蓋曰拘於鬼神者不足以言至德云爾。今著六考，益滋斯世之笑，不笑者尚謂我哉。

死人枕即死人腦後骨也，得半朽者良。用半，置之原處。

病人顔色、聲音、形證與脉不合於病者，名曰鬼疰，宜此方主之。○鬼疰，是病人爲邪鬼所憑而致疾也。顔色不合於病者，面生五色而含愧赧也；聲音不合於病者，語言不倫於理而涉幽微也；形不合於病者動搖跳躍而無內熱也證不合於病者爲惡詭異不合於病情也脉不合於病者乍大乍小乍長乍短也凡此五者不必悉備但有一焉便爲鬼疰即邪祟之謂也然人鬼異途不相爲類鬼亦何樂于附人哉能引之以類則脫然舍人而就鬼矣故死人枕鬼物也以此物煎湯飲之則鬼邪觸類而出太瀉數行而愈者勢也此之謂病氣衰去歸其所宗用畢即以其枕送還原處者一則使邪疰之氣有所依歸一則勿以療人而傷鬼也古有徐嗣伯劉太用者常驗之矣志之于後以便覽者

徐嗣伯者劉宋時人徐來伯之孫也有人患滯冷積

年不瘥嗣伯診之曰尸疰也當得死人枕煑服之於是往古塚取枕枕已一邊腐缺煑服之卽瘥後秣陵人張景年十五腹脹面黃衆醫不能療以問嗣伯嗣伯曰此石蚘耳極難療當得死人枕煑服之依語煑枕以湯投之下蚘蟲頭堅如石者五升病卽瘥後沈僧翼患眼痛又多見鬼物以問嗣伯嗣伯曰邪氣入肝可覓死人枕煑服之服竟可埋枕于故處如其言又愈王晏問之曰三病不同而皆用死人枕而俱瘥者何也荅曰尸疰者鬼氣伏而未起故令人沈滯得死人枕促之魂氣飛越不得復附體故尸疰可瘥石蚘者久蚘也醫療既癖

蚘蟲轉堅世間藥不能遣所以須鬼物驅之然後可散故令見死人枕也夫邪氣入肝故使眼痛而見魍魎應須鬼物以勾之故用死人枕也氣因枕去故復埋於冢間

宋季韶州南七十里鄉曰古田有富家婦人抱異疾常日無他苦每遇微風吹拂則股間有一點奇痒搔不停手已而舉體皆然逮於發厥三日醒及坐有聲如欬其身乍前乍後若搖拽之狀率以百數始定又經日困卧不知人累夕方愈至不敢出戶更十醫弗効劉大用見之曰吾得其證矣先與藥一服取數珠一串來病家莫知何用也當婦人搖

動時記而數之覺微減然後云是名鬼疰因入神廟爲邪鬼所憑致精采蕩越法當用死人枕煎湯飲之既飲太瀉數行宿病脫然大用云枕用畢即送還原處遲留則令人顛狂但借其氣耳崑謂二醫者古昔神良之流也知鬼神之原故能察識異疾諸醫以口耳之識執方以治之其不効也固宜

獺肝

葛洪云鬼疰是五尸之一疰其病變動有若干種大略使人寒熱淋瀝沈沈默默不得知所苦無處不惡積年累月漸就沈滯以至於死傳與傍人乃至滅門覺知是候者急治獺肝一具陰乾杵末服

方寸匕日三未止再作肘後亦云此方神良夫獺一獸也其肝能治鬼疰此何以故哉凡物惡人而僻處夜出而晝伏者皆陰類也以陰類而治幽隱之疾本草所謂同氣相求内經所謂衰之以屬是也獺有五藏六府而獨用其肝者肝爲厥陰其主藏魂用之猶精良也譬稱鴟梟能療心頭氣痛亦是假陰類以療幽隱爾

獺爪屑

許學士本事方云宣和間天慶觀一法師行考召極精嚴時一婦人投狀述患人所附須臾召至附語云非我爲患別是一鬼亦因病人命衰爲祟耳

瘵今已成形，在患人肺中為蟲，食其肺系，故令咯血聲嘶。師掠之，此蟲還有畏忌否。久而無語。再掠之，良久云。容某說。惟畏獺爪屑為末，酒調服之則去矣。患家如其言而得愈。此予所目見者也。夫獺肝獺爪，下體也。肝極獺之陰，爪極獺之陽。肝蘊獺之精，爪利獺之用，故皆為盡妙。

〇急流入煎

稽神錄云。有人多得勞瘵，相因傳死者數人。後一女子病，為置之棺中，釘之，流于江。冀絕傳染之患。流之金山，有漁人異之，引至岸，見一女子猶然活。因取置漁舍，多得鰻鱺魚食之，病愈，遂為漁人之妻。又越州鏡湖邵長者女十八染瘵疾累年刺灸無不求治醫亦不效有漁人趙十煮鰻羹與食食竟內熱之病皆無矣。世人得此二說。凡遇瘵疾即以鰻魚食之。率多不效。崑謂鰻魚之性。天和則伏。風淘則動。是逐風之鱗也。若用之以療風尸。無不愈者。若緊以之治瘵。則恐不能風尸者。五疰之一。其證淫濯四肢。不知痛之所在。每發昏沈。得風雪便作。漸就危篤。以至於死也。

傳勞。百一選方

天靈蓋 二錢，炙黃為末。年深。沈沈漬朽者良

虎糞內骨 一錢。酥炙殺虎於大腸內取者亦可。

青蛇腦小豆許酥炙色變爲度。無此亦可。
鱉甲酥炙黃色一兩九肋者尤良
安息香半兩　　桃仁一枚去皮尖上件皆爲細末
檳榔一枚別爲細末　　麝香一錢另研
青蒿六兩取近葉三四寸者
豉三百粒　　葱根二十一箇柏
東引桃柳李桑枝各七莖如筋大長各七寸細剉
楓葉二十一片　　童子小便半升
上作先將青蒿桃柳李桑枝楓葉葱豉以官升量水三升煎至半升許去滓入天靈蓋虎糞內骨青蛇腦鱉甲安息香桃仁童子小便同煎取

汁去滓有四十五合將檳榔麝香同研勻調作一
服早晨溫服被覆取汗恐汗內有細蟲以帛拭
之即焚相次須瀉必有蟲下如未死以大火焚
并棄長流水內所用藥切不得令病人知日後
亦然十來日後氣體復原再進一服皆如前法
至無蟲而止

百一選方云吉州寄居武節郎李應本湘州法同
有男女三人長子因議買宅入無人所居之室忽
覺心動背寒凜凜遂成瘵疾既死次女尋病又傳
於第三子證候一同應大怒每日祈神設飯以齋
雲水冀遇異人且許謝錢三十萬後遇一道人傳

以此方不受一錢而去且敎以祈于城隍以爲陰助遂如其言下蟲七枚其色如紅爊肉而腹白長約一寸濶七八分前銳後方腹下近前有口身之四周有足若鼠骨細如鍼尖而曲已死試取火焚之以鐵火筋劄刺不能入病勢頓減後又服一劑得小蟲四枚自此遂安崑謂天靈蓋人蟲之尸物也虎糞內骨毛蟲之尸物也青蛇腦鱗蟲之尸物也鱉甲介蟲之尸物也二十五之精各從其類故假尸物以療五尸症疾此奉易所謂同氣相求內經所謂衰之以屬是也更引桃柳李桑枝出乎震者也得天地升生之氣故能匡正而辟不祥梱葉青

蒿相見乎離者也得天地長養之氣故能正陽而驅邪熱葱根豆豉表藥也能通腠而開鬼門麝香安息竄藥也能利竅而消疰惡檳榔能殺三蟲桃仁能除惡敗童子小便者以其得少陽之完氣一能去邪火二能致新氣也

蘇合香丸

白朮炒　青木香　烏犀角　香附子炒去毛

丁香　硃砂研水飛　訶梨勒皮煨去　白檀香

安息香另為末無灰酒一升熬膏　麝香研　蓽撥

龍腦研　蘇合香油入安息香膏內　沈香各二兩

薰陸香另研一兩　蜜丸蠟固聽用

古稱尸疰有五。飛尸、遁尸、風尸、沈尸、注尸也。宜此方主之。○本事云。飛尸者。遊走皮膚。穿藏府。每發刺痛。變作無常。遁尸者。附骨入肉。攻鑿血脉。每發不可得近。見尸喪。聞哀哭。便發。風尸者。淫濯四肢不知痛之所在。每發昏沈。得風雪便作。沈尸者。纏骨結藏。衝心脇。每發絞切。遇寒冷便發。注尸者。舉身沈重。精神錯雜。常覺昏廢。每節氣至。輒變大惡是方也。香能辟邪惡。故用沈檀腦麝安息薰陸蘇油青木香附溫能壯胃氣。故用蓽撥丁香。硃能辟鬼魅。故用硃砂。甘能守中氣。故用白朮。酸能致新液。故用訶梨。犀能主蠱疰。故用生犀。互考見中風

門

死人枕天靈蓋敗龜板紅鉛説

昔徐嗣伯用死人枕取半朽者用畢曰復埋故處師云天靈蓋非出神農本經不得已而用則取年深漬朽者均之仁人之言也蓋醫仁術也使其眡而利人幽而禍鬼如陰責何故昔人推此心以及物於凡藥內宜用禽蟲之類皆取自死者如用龜板而曰敗龜板是也孫眞人曰殺生以求生去生益遠皆所以全此心之仁也近世術家有道者取紅鉛著使童女內服壯陽泄陰之藥外用異術以取之往往致瘵是殺人而療人也豈同仁之德耶

氣門第二十

敘曰。氣血人身之二義也。氣爲主而血爲配。故曰氣化即物生。氣變即物易。氣盛即物壯。氣弱即物衰。氣正即物和。氣亂即物病。氣絕即物死。是氣之當養也明矣。一或失治。則衰且亂病且死。故考二五方以治氣。

獨參湯

人參二兩　煩燥脉微者。加童便一盃。身寒脉微者。加附子三錢。

諸虛氣弱危急者。此方主之。○氣者。萬物之所資始也。天非此氣不足以長養萬物。人非此氣不足以有生故曰一息不運則機緘窮一毫不續則霄壤判是以病而至於危急良醫以氣為首務也人參味甘性溫得天地沖和之氣以成形故用之以補沖和之氣使其一息尚存則可以次第而療諸疾矣煩燥加童便者虛而有火也身寒加附子者回其孤陽也雖然虛實之辯不可不察獨參但可以療虛耳若實證危急猶然攻之故越人有實實之戒

四君子湯

人參　白朮　白茯苓　炙甘草各二錢

面色痿白言語輕微四肢無力脈來虛弱者此方

主之。夫面色痿白則望之而知其氣虛矣言語輕微則聞之而知其氣虛矣四肢無力則問之而知其氣虛矣脉來虛弱則切之而知其氣虛矣如是則宜補氣是方也人參甘溫質潤能補五藏之元氣白术甘溫健脾能補五藏之母氣茯苓甘溫而潔能致五藏之清氣甘草甘溫而平能調五藏愆和之氣四藥皆甘溫甘得中之味溫得中之氣猶之不偏不倚之君子也故曰四君子。

六君子湯

人參　白术　茯苓　甘草　半夏　陳皮

氣虛痰氣不利者此方主之。內經曰壯者氣行

則愈。怯者着而成病。東南之土卑濕。人人有痰證。而不病者。氣壯足以行其痰也。若中氣一虛。則不足以運痰。而痰證見矣。是方也。人參白朮茯苓甘草。前之四君子也。所以補氣。乃半夏則燥濕以制痰。陳皮則利氣以行痰耳。名之曰六君子者。表半夏之無毒。陳皮之弗悍。可以與參苓朮草比德云爾。

補中益氣湯

人參去蘆　炙甘草各一錢　黃耆一錢五分炙
升麻三分　白朮炒　當歸
陳皮　柴胡各五分

困乏勞倦傷其中氣者此方主之。○中脾也。坤也萬物之母氣。陽也乾也。萬物之父。過於困乏勞倦則百骸皆虛。百骸既虛必盜父母以自養。而中氣大傷矣。不有以補之。則形氣不幾於絕乎。故用白术甘草之平補者。以補中。用人參黃耆之峻補者以益氣。土欲燥則當歸。隨以潤之。氣欲滯則陳皮隨以利之。而升麻柴胡者。所以升乎甲膽乙肝之氣也。蓋甲乙者。東方生物之始。甲乙之氣升則木火土金水。次第而生生矣。

二十四味流氣飲 和劑

陳皮 青皮 甘草炙 厚朴薑製

紫蘇　香附各四兩　大腹皮　丁香皮
檳榔　木香　草菓　莪术炮
桂　藿香各一兩半　人參　麥門冬
白术　赤茯苓　枳殼炒　石菖蒲
木瓜　白芷　半夏各一兩　木通二兩
上件每服五錢
腹中氣滯，痞悶不快，胃膈走痛者，此方主之。○氣陽也，升降出入，法乾之行健不息，使氣無留滯，斯無痛苦，若人也，以寒熱怒恚喜憂愁七氣干之，則痞悶痛楚之疾生爾。今夫寒則氣收，收則氣不流矣，故用丁香肉桂草菓之屬，溫而行之。熱則氣亢亢則氣不流矣故用麥門冬赤茯苓木通之屬清而導之怒則氣逆逆則氣不流矣故用檳榔枳殼厚朴木瓜之屬抑而下之悲則氣積積則氣不流矣故用青皮陳皮腹皮木香莪朮之屬快而利之喜則氣緩緩則氣不流矣故用人參白朮甘草之屬補而益之憂則氣沈沈則氣不流矣故用白芷紫蘇之屬升而浮之愁則氣鬱鬱則氣不流矣故用香附菖蒲半夏藿香之屬利而開之或問七氣之來豈能並至方以二十四味何示人以弗精專也余曰氣證與諸證不同諸證者痰血積食屬于有形故著于一處偏于一隅可以單方治也若夫

七情之氣，竄于無形，上下左右，散聚無常，故集辛香之品，而流動之。雖二十四味，不厭其繁。譬之韓侯之兵，多多益善云爾。

血證門第二十

叙曰：血營氣衛，胥有義焉。陰在內，陽之守也，故曰營；陽在外，陰之衛也，故曰衛。二者宜調而不宜戾。血一不調，則營守乎中者反出乎外，而聚之[illegible]；迫於熱盛者，真陽不足以運血，而衛亦敗也。今考名方二十八首，酌而用之，則調元之手矣。

四物湯

當歸酒洗　熟地黃各三錢　川芎酒洗一錢五分

白芍藥酒炒三錢

血不足者。此方調之。○氣血，人身之二儀也。天地之道陽常有餘。陰常不足。人與天地相似，故陰血難成而易虧。是方也。當歸芍藥地黃，味厚者也。味厚為陰中之陰，故能生血。川芎味薄而氣清，為陰中之陽。故能行血中之氣。然草木無情，何以便能生血。所以謂其生血者，以當歸芍藥地黃能養五藏之陰。川芎能調營中之氣，五藏和而血自生耳。若曰。四物便能生血，則未也。師云。血不足者以此右調之則可若上下失血太多。氣息幾微之際。則四物禁勿與之。所以然者四物皆陰。陰者天地閉塞之令。非所以生萬物者也。故曰禁勿與之。

當歸補血湯

當歸二錢　黄耆一兩

男婦肌熱。目赤面紅。煩渴引飲。脉來洪大而虛。重按全無者。此方主之。○血實則身涼。血虛則身熱。或以飢困勞役虛其陰血。則陽獨治。故令肌熱目赤面紅。煩渴引飲。此證純象傷寒家白虎湯之證。但脉大而虛。非大而長。為可辨爾。內經所謂脉虛血虛是也。當歸味厚。為陰中之陰。故能養血。而黄芪則味甘補氣者也。今黄耆多於當歸數倍而曰補血湯者。有形之血不能自生。生於無形之氣故也。内經曰。陽生陰長是之謂爾東垣云。此證誤服白虎者必死。常須識此勿令誤之。

獨參湯

人參二兩 去蘆

凡上下失血過多脉微欲絶者。急以此方主之。○血者氣之守。氣者血之衛。相偶而不相離者也。一或失血過多則氣爲孤陽亦幾於飛越矣故令脉微欲絶斯時也。有形之血不能速生。幾微之氣所宜急固。故用甘温之參以固元氣所以權輕重於緩急之際也。故曰。血脫益氣古聖人之法或者不達此理見其失血而主四物湯則川芎之香竄能散幾微之氣而當歸芍藥地黃皆滋陰降下之品不能生血于一時反以失救死之權而遺人夭殃矣。醫云乎哉。

八珍湯

人參去蘆　白朮炒　茯苓去皮　炙甘草

當歸酒洗　川芎酒洗　芍藥酒炒　地黃

血氣俱虛者此方主之。○人之身氣血而已。氣者百骸之父。血者百骸之母。不可使其失養者也是方也。人參白朮茯苓甘草甘溫之品也。所以補氣

當歸川芎芍藥地黃皆潤之品也。所以補血。氣旺則百骸資之以生。血旺則百骸資之以養形體。既充則百邪不入。故人樂有藥餌焉

犀角地黃湯

生犀角鎊　生地黃　白芍藥　牡丹皮

吐衄不止者，此方主之。○口出血曰吐，鼻出血曰衄。火逆于中，血隨火上，有此二證。然吐血責之胃，衄血責之經。求其實則皆炎上之火也。火者心之所司，故用生犀、生地以涼心，而去其熱。心者肝之所生，故用丹皮、芍藥以平肝，而瀉其母。此窮源之治也。今人治吐血者，以涼水濯其兩足，此釜底抽

薪之意也。治衄血者以涼水拊其後頸，此責其火于太陽經也。皆是良法。互考見咳嗽門、瘟門。

四生丸

生荷葉　生艾葉　生地黄　生栢葉

四件爛搗，丸如雞子大。每服一丸。

陽乗於陰，血熱妄行，或吐或衄，此方亦良。○純而論之，生之則寒，則四生皆能去火。析而論之，則荷艾輕香，去火于氣；栢質實，瀉火于陰。火去則血歸經，而吐衄愈矣。

黄連解毒湯

黄連　黄芩　黄栢　梔子各三錢，炒

陽毒上竅出血者。此方主之。○治病必求其本。陽毒上竅出血。則熱為本。血為標。能去其熱。則血不必治而自歸經矣。故用連芩梔栢苦寒解熱之物以主之。然惟陽毒實火用之為宜。若陰虛之火。則降多亡陰。苦從火化。而出血益甚。是方在所禁矣。

人中白

新瓦上逼乾溫湯調下三錢

衄血不止者。此方主之。○人中白即本草溺白垽也。其味鹹寒。鹹則能入血。寒則能勝熱。其味厚於人便。故其奏功尤捷。

生地黄自然汁

取生苄十餘斤只用新布拭淨擣絞取汁勿用生水洗之

吐衄不止者此方亦良○東垣曰生地黃涼心火之血熱瀉脾土之濕熱止鼻中之衄熱除五心之煩熱故吐衄之疾取自然汁呷之血涼而止

茜根散

茜根　阿膠　黃芩　側栢葉　生地黃各一

炙甘草五錢

陰虛衄血者此方主之○陰陽之在人平則治偏則病若腎陰一虛則陽勝矣故載血上行而令衄是方也阿膠能補虛黃芩能養陰甘草能緩急而

根側栢生地黄則皆去血中之熱能生陰於火亢之時者也

黄芩芍藥湯

黄芩炒　白芍藥酒炒　甘草各三錢

陰火載血上行衄而不止者此方亦主之○黄芩之苦能降火芍藥之酸能收陰甘草之甘能緩急

止衄散

黄蓍六錢　赤茯苓　白芍藥

當歸　生地黄　阿膠各三錢

飢困勞役動其虛火致衄不止者此方主之○飢困勞役而動其火其人本虛可知矣虛火可補故

用黄芪當歸阿膠甘温之品以補之。然赤茯苓能導丙丁，白芍藥能收陰氣，生地黄能涼血熱，三物者去血中之熱，自是冲和。與芩連苦寒之劑殊別。實火宜用連芩，虚火則惟此類爲宜也。或問虚火實火何以辨之。余曰：聲高氣壯爲實火，言而微，終日復言爲虚火。

人參飲子

人參　黄蓍各一錢五分　麥門冬　當歸

甘草　白芍藥各一錢　五味子九粒

暑月衂血，此方主之。○内經曰：必先歲氣，無伐天和。夏時當暑月，則肺金受尅，令人多氣之時也。理宜清金益氣。清金故用麥冬、五味。益氣故用甘草、參、耆。芍藥之酸，所以收其陰。當歸之辛，所以歸其血。此方虛火可補之例也。

榴花散

百葉榴花（曬乾爲末）

衄不止者，以此末吹入鼻中立止。○榴花之紅，可使入血。榴花之澁，可使止血。一夫當關，此藥近之。

丹溪咳血方

青黛（飛） 瓜蔞仁（去油） 訶子肉 海粉（去砂） 山梔（炒黑）等分

咳嗽痰血者，此方蜜丸噙化。○肺者，至清之藏，纖芥不容。有氣有火則咳。有痰有血則嗽。咳者有聲之名。嗽者有物之義也。青黛山梔所以降火。瓜蔞海粉。所以行痰。訶子所以斂肺。然而無治血之藥者。火去而血自止也。

人溺

咳血者。宜此一物飲之。○褚澄齊之聖賢也。其遺書曰。咳血不易醫。喉不容物。毫髮必咳。血滲入喉愈滲愈咳。愈咳愈滲。飲溲溺則百不一死。服寒涼則百不一生。吾於是乎師其言矣。

聖餅子

青黛一錢　杏仁四十枚去皮尖

以黄蓍煎湯炒黄色。二味研作餅子，入柿餅內，濕紙包煨。連柿餅研細。米飲調服。

咯血者，此方主之。○咯血者，咯而出血。責之脾胃也。青黛去土中之火，杏仁利中宮之氣，氣利火去則不咯。不咯則不血矣。

荷葉散

荷葉（不拘多少 焙乾爲末）

咯血，此方亦良。○氣分有火，則令人咯。久咯之則動其血。褚氏曰：血雖陰類，運之者其和陽乎。荷葉有仰盂之形，得震卦之象，有輕香之氣，得清和之體，故能和陽定咯而運血。

大補丸

黄栢一物炒褐色作丸

嘔血者，此方主之。○嘔與咯不同。聲出于上焦爲咯，重而短也。聲出于下焦爲嘔，濁而長也。黄栢苦而潤，苦故能瀉火，潤故能就下也。

側栢散

側栢葉一味爲末　米飲調下三錢

此亦治嘔血之方也。○側，陰象也。栢遇寒而不凋，得陰氣之最厚也，故能入陰而瀉嘔逆之火。然其性微香，則其妙又能和陽而不偏於陰矣。此其所以爲良也。

晚漱治牙宣

牙宣者，齒根出血也。此以肥甘之熱致病，每於晚膳後以茶漱而潔之，則病愈矣。

小薊飲子

小薊　生地黄　滑石　通草　蒲黄炒

藕節　淡竹葉　當歸　梔子炒　甘草各半兩

下焦結熱血淋者，此方主之。下焦之病，責於濕熱。法曰：病在下者，引而竭之。故用生地、梔子凉而導之，以竭其熱；用滑石、通草、竹葉淡而滲之，以竭其濕；用小薊、藕節、蒲黄消而逐之，以去其瘀血；當歸養血於陰，甘草調氣於陽。古人治下焦瘀熱病必用滲藥開其溺竅者，園師必鈌之義也。

小薊琥珀散

小薊　琥珀等分為末

此亦治血淋之方也。○薊根能治下焦瘀血，琥珀能治膀胱結熱。

牛膝膏

牛膝三斤煎膏一斤，空心鹽水化下四錢

此亦血淋之方也。○牛膝質潤而苦鹹，形實而脩長。質潤故能活血，苦鹹故能勝熱，形實故能就下，脩長故能導小腸而利膀胱。

玄胡索散

玄胡索一兩　朴硝三分　分二次服

此治陽邪陷入下焦，令人尿血之方也。○陽邪者，熱病傷寒之毒也。下焦者，陰血所居。陽邪入之，故令尿血。玄胡索味苦而辛，苦故能勝熱，辛故能理血。佐以朴硝，取其鹹寒利於就下而已。

胃風湯

人參去蘆　白术炒　茯苓去皮　川芎洗淨
當歸酒洗　白芍藥炒　桂等分

風邪入於腸胃，泄下鮮血，或腸胃濕毒，下如豆汁，瘀血者，此方主之。○風陽邪也。血得之則善行，故下鮮血。濕陰邪也。血得之則敗壞，故如豆汁。氣血虛而後邪湊之故用人參白朮茯苓以補氣用川芎當歸芍藥以養血肉桂之辛可以散風邪肉桂之熱可以燥濕毒血藥得之可以調營氣藥得之可以益衛又曰白朮茯苓能壯脾而燥濕川芎肉桂能入血而驅風

槐花散

槐花炒　側柏葉　荊芥穗　枳殼麩炒 等分

共為末每服三錢空心下

腸風藏毒下血此方主之○槐花側柏能涼大腸之血荊芥枳殼能疏大腸之風風熱相搏者治之良

酒煮黃連丸

黃連十二兩　好酒五升

煮乾爲末作丸。每服三錢。

濕熱酒毒。令人便血者。此方主之。○黃連。苦寒枯燥之物也。苦寒故能勝熱。枯燥故能勝濕。而必煮以酒者。非酒不能引之入血也。

栢灰散

側栢葉一味春東夏南秋西冬北取來　燒灰調下二錢

臟毒下血不止者。此方主之。○藏毒之初。宜涼血。涼血皆苦寒之藥。久久則氣寒而血益不固矣。法曰。澁可以固脫。故用栢灰之澁以止之。四時采之必辯其方者。取其得氣之厚也他如乾柹餅燒灰亦良。

人參樗皮散

人參去蘆　樗根白皮等分　每末三錢

臓毒挾熱下血日久不止者。此方主之。○臓毒腸毒也。挾熱者。謂挾客熱與飲酒之類也。日久不止。則氣亦虛。而不足以固血矣。故用人參之甘以補氣。樗根之澁以固血。補以舉之。澁以劫之。雜霸之治也。

脱肛門二　第二十

叙曰。脱肛一也。有寒熱之判焉。又能進之、而辨氣血中之寒熱則精蘊者也。今考古方三首、表其要者解。

丹溪脱肛方

人參　黄耆　川芎　當歸　升麻

久瀉脱肛者。此方主之。〇瀉久則傷氣、下多則亡陰。是氣血皆虧矣。故令廣腸虚脱。氣不足者補之以甘温。故用參芪。陰不足者養之以厚味。故用芎歸。下者舉之。故用升麻。

澀肛丸

半夏　天南星　枯白礬各五錢

枯紅礬　雞冠花炒　白附子各五兩

訶子肉煨　黑附子生　枳殻各一兩

蝟皮二枚炙　瓜蔞一枚燒存性　胡桃仁十五枚燒存性

共爲末。醋糊作丸。空心溫酒下三十丸。

泄瀉虚寒脱肛者。此方主之。濕盛則濡瀉。久瀉則胃虚。胃虚則藏寒。藏寒則無陽以升舉。故令肛腸脱而不止。燥能去濕。故用半夏南星。枯能制濕。故用紅白枯礬。溫能煖藏。故用黑白附子。乃若雞冠花蝟刺皮枳殻。所以驅風。而訶子瓜蔞胡桃仁之灰。取其濇以固脱也。

收肛散

熊膽五分　孩兒茶三分　氷片一分

共爲細末。乳調塗肛上。熱汁下而肛收矣。○熱瀉脱肛者。用此方塗之良。○熱則肛門澁。澁則便不易出。不易出則令人努責。努責之久則令脱肛。此與寒脱不同者。此則肛門澁。寒脱則洞泄而不澁也。苦可以勝熱。故用熊膽。澁可以固脱。故用兒茶。辛可以拔邪。故用氷片。

嘔吐門第二十三

敘曰：嘔有聲長聲短之辨，吐有見痰見食之分。參之以脉證，合之以顏色，問之以從來，始為無失。毋但曰嘔吐小疾而忽之。常見肝實之證，令人嘔吐不已而死者。茲考六方，誌其略爾。

二陳加山梔黃連生薑湯

半夏　陳皮去白　茯苓　甘草炙

山梔子炒黑　黃連炒　生薑等分

胃中有熱，膈上有痰，令人嘔吐者，此方主之。○有聲之謂嘔，有物之謂吐。聲者，氣與火也；物者，痰與涎也。半夏燥痰濕，茯苓滲痰濕，陳皮利痰氣，甘草

益脾氣。此二陳治痰之旨也。苦可以瀉火，故用梔
連；辛可以行滯，故用生薑。

六君子湯

人參　白术　茯苓　甘草各二錢

半夏　陳皮各一錢

久病胃虛，悶穀氣而嘔者，此方主之。○胃者，水穀
之海，倉廩之官也。故胃強則善穀，胃弱則悶穀而
嘔。經曰：安穀者昌，失穀者亡。奈之何而不急治乎？
故人參、白术、茯苓、甘草，氣味甘溫，可以益胃；陳皮、
半夏，氣味辛利，可以破嘔。

理中加丁香湯

人參　白朮炒　甘草炙　丁香　乾薑炒

嘔吐腹痛者此方主之。○嘔吐而痛即止者為火嘔吐而痛不止者為寒然寒則收引胡然能吐經曰寒勝格陽故令吐也。溫寒以熱故用丁香乾薑之溫吐多損氣故用人參白朮甘草之補

竹茹湯

葛根三錢　半夏製　竹茹各二錢　甘草一錢

傷寒正汗後。餘熱留於陽明少陽必令作嘔此方主之。○陽明胃也。少陽膽也。有辯焉。口渴者熱在胃口苦者熱在膽也。兼而有之則二經均有留熱矣是方也乾葛清胃竹茹清膽半夏破逆甘草調

陽。

雄礬瓜蔕散

雄黃　明礬　苦瓜蔕炒各五分　共爲末酒服

嘔而流涎脉伏者。蟲家證也。主此方吐之。蟲動則流涎胃痒則令嘔脉伏者。得平人無病之脉不遲不數無寒無熱也。雄黃氣悍。明礬苦澁殺蟲之品也。佐以瓜蔕之苦湧則蟲立吐而出矣又曰實而能吐者。主以此方虛而不能吐者宜主傷寒門烏梅丸

六味地黃丸

熟地黃八兩　山茱萸　山藥各四兩　牡丹皮

白茯苓　澤瀉各三兩　蜜丸

陰虛於下。令人多嘔者。主此方鹽湯吞之。○脉解篇曰。諸陽氣浮。無所依從。故嘔咳上氣喘。此陰虛於下。而令孤陽上浮爾。是方也。熟地山茱萸潤味厚。可使滋陰。丹皮澤瀉氣味鹹寒。可制陽光。山藥茯苓。味甘而淡。可使調下。主是六物者。皆有益於陰也。故主之。

呃逆門第二十四

叙曰：呃逆，氣逆也。中下判焉。中焦呃逆，其聲短，水穀之病也。下焦呃逆，其聲長，虛邪相薄也。今考古方三首，辯其上下，察其虛實，則十全之工矣。若呃逆日久，而且吞酸，則翻胃之前驅也，從火治之。

橘皮竹茹湯

橘皮　竹茹各一升　人參　生薑各半兩

甘草二兩，炙　大棗三十枚

大病後，呃逆不已，脉來虛大者，此方主之。○呃逆者，由下達上，氣逆作聲之名也。大病後則中氣皆虛，餘邪乘虛入裏，邪正相薄，氣必上騰，故令呃逆。

脉來虛大。虛者正氣弱，大者邪熱在也。是方也，橘皮平其氣，竹茹清其熱，甘草和其逆，人參補其虛，生薑正其胃，大棗益其脾。

丁香柿蒂竹茹湯

丁香三粒　柿蒂　竹茹各三錢　陳皮一錢

大病後，中焦氣塞，下焦呃逆，此方主之。○大病後五藏皆傷，升降失常，故令中焦否塞。五藏之陰既傷，則少陽之火奮于下，故令下焦呃逆，直衝清道而上也。是方也，丁香、陳皮，辛溫者也，理中氣之否塞；竹茹、柿蒂，苦寒者也，療下焦之呃逆。或問：降氣何以不用梔栢？余曰：此少陽虛邪，非實邪也，故用竹茹柿蒂之味薄者以主之。若梔柏味厚則益戕其中氣，否塞不益盛乎？古人蓋亦深權之矣。

木香調氣散

木香　檀香　白蔻仁　丁香各三兩

砂仁四兩　甘草炙　藿香各半兩

共爲末。每服二錢，鹽湯下。

中焦呃逆者，此方主之。○中焦者，水穀之海，倉廩之區也。其呃逆責之穀氣，故用砂仁、蔻仁以化食，木香、丁香、檀香、藿香以調氣，甘草以和中，鹽湯以潤下。或問：中焦呃逆與下焦呃逆何以辯？余曰：彼則由於木病後，此則得之飲食後也。又中焦之呃逆輕而短。下焦之死逆遲而長。其辯判然矣。

翻胃門第二十

叙曰。翻胃一證。古今難之。若胃脘未枯。皆為可治。

惜曰枯之則從容用藥。猶可久延。若逆次不察病

理。非惟無益。而又害之矣。今著六考。宜於言外而

變通之。

韭汁牛乳飲

韭汁　牛乳等分　時時呷之

胃脘有死血。乾燥枯槁。食下作痛。翻胃便秘者。

方主之。○翻胃者，胃不能安穀，食下即出之名也。嗜酒燥暴之人多有此疾，胃脘有死血者，醇酒漬胃，久積瘀熱之所致也。乾燥枯槁者，燥急心熱之所致也。有枯燥，故令食下作痛；有積熱，故令翻胃便秘。韭汁味辛，能消瘀行血；牛乳甘溫，能養血潤燥。

驢尿一物飲

驢尿（每服二合）

欝火翻胃者，此方主之。○火欝于中，治以辛香開胃之藥，益滋其燥，非所宜也。驢尿辛臊，可使開欝，然爲獨陰之所降則可以濟火矣。唐貞觀中許奉御及柴蒋等特稱名醫奉勅治翻胃竭其術竟不能瘳漸至羸憊死在旦夕忽有術士云服驢小便極驗旦服二合午食惟吐一半晡時又服二合人定時食粥吐即定後奏知大内中五六人患翻胃同服一時俱瘥盖和者丹溪纂要謂入驢尿以防生蟲此未究理者也。

螺泥丸

取田中大螺不拘多少用新水養之取其吐出之泥陰乾為丸每服三十丸藿香湯下積熱翻胃此方亦良。○螺性至涼泥性至冷故可用之清胃吞以藿香湯假其辛芳開胃而已。

九蒸大黄

諸逆衝上，皆屬于火，故用大黄酒潤九蒸曬之，取其無傷胃氣而能去火，此久練之將寓也。

附子散

附子一枚　乾薑煎湯潤十次爲末，每服三錢

寒痰翻胃者，此方主之。○膈上有寒痰壅塞，中下二焦之氣，陰過其陽，畜極而通，則令翻胃。附子辛熱，能解寒痰，寒痰既解，則氣道疏通，而無畜極之陽矣，故翻胃頓除。

芫花神祐丸

甘遂　芫花　大戟并麁炒，各半兩

黑丑二两取頭末　大黄一兩　輕粉一錢

共爲末，水丸，每服五丸，漸加五丸，以快利爲度。

積痰滿胃，食下即吐，宜主此方。○胃中純是痰，則遏下焦少陽之火，畜極而通，必作翻胃者，熱也。以平劑治之，則經年不効，故聚甘遂、芫花、大戟、黑丑、大黄峻厲之品以下之。方内有輕粉，一可以逐風涎，一可以解遂、芫、戟、丑之辛烈。此太毒類聚爲丸，瞑眩之劑也。惟聲重脉來有力者能行之，若言微脉來無力者，勿輕與也。

噎膈門第二十

叙曰：近代醫籍，翻胃噎膈混作一證。今考于瀕湖之上，有翻胃，有噎，有膈，要之翻胃自是不同，而噎而膈則可混一而治也。考方八首，明者辯之。

深師七氣湯

乾薑　黃芩　桂心　半夏

甘草　橘皮　乾地黃　芍藥各二兩

桔梗三兩　枳實五枚　人參一兩　吳茱萸五合

氣噎膈者，此方主之。○噎膈者，有物噎塞防礙飲食之名。今人與翻胃渾然無辯，非古也。深師孫真人之傳也。七氣者，寒氣、熱氣、怒氣、恚氣、喜氣、憂氣、鬱氣也。氣者運行不息之物。故氣行則治。氣鬱則病。中和則治。乖戾則病。是方也。辛可以行氣。故用乾薑肉桂呉萸半夏陳皮之辛。苦可以降氣。故用黄芩枳實桔梗之苦。脾虚則不能運氣。故用人參甘草以益脾。肝腎弱則不能吸氣。故用地黄以滋腎。芍藥以和肝。

韮汁飲

生韮汁　醇酒等分　每服二合日二

血噎膈者。此方主之。○漢醫但稱噎稱膈而已。後之方書稱五噎五膈。五噎者。氣噎憂噎勞噎食噎思噎也。五膈者。憂膈恚膈氣膈寒膈熱膈也。立言能曰有五說。證其實未周。今不拘其說。只據世人所有之證而訂其方焉。血噎膈者。或因跌撲。或因大怒。血積胸膈。久久凝結。令人防礙飲食。得熱則寬。得寒則痛是也。生韭汁能解畜血之瘀結。佐以醇酒行其勢也。

瓜蔞實丸

瓜蔞仁　枳殼　製半夏　桔梗

薑汁米糊爲丸

痰噎膈者。此方主之。○痰隨氣上。亦隨氣下。故用蔞枳殼桔梗。皆下氣藥也。痰以濕生。必以燥去。故半夏者。燥濕之品也。或問桔梗爲諸藥之舟楫。浮而不沈者也。何以下氣。余曰。甘者戀膈。苦者下氣。輕者上浮。苦者下降。此藥之性也。桔梗甘而苦。爲陽中之少陰。故初則戀膈。久則下氣矣。痰飲者宜於痰門諸方消息之。

回令丸

黃連六兩　吳茱萸一兩水煮少時焙乾　共末爲丸

火嘈膈者。此方主之。〇此即左金丸也。曰回令者。黃連之苦能勝熱。可以回其火令也。以吳茱萸之辛熱佐之。取其反佐以從治爾。

食積越鞠丸

山查　神麯　砂仁　香附童便製

蒼朮米泔浸七日　撫芎　梔子

食噎膈者，此方主之。○食不自膈也。或由氣塞，或由火鬱。然後停食而作食膈。故用香附、蒼朮、撫芎以順氣，梔子以瀉火，山查、神麯、砂仁以消食。昔齊王中子諸嬰兒病煩懣，食不下。時嘔沫。倉公視之曰：食膈病也。作下氣湯以飲之。其方今不可考矣。若今之枳朮丸、木香檳榔丸，義亦近之。

蒜齏酢

太平御覽云。華佗行道，見一人病噎。嗜食而不得下。家人車載，欲往就醫。佗聞其呻吟，駐車往視。語之曰。向來道傍賣餅者，有蒜齏大酢，從取三升飲之病即當瘥。即如佗言。立吐蛇一條。懸之車邊。欲造佗。佗尚未還。佗家小兒戲門前。迎見自相謂曰。客車邊有物。必是遇我公也。疾者前入。見佗壁懸此蛇輩以十數。崑謂蒜味辛熱。爲陽中之陽。能令人氣實閉亂而自吐。若蛇蟲蠱瘕猶爲宜歟。褚氏傳曰。褚澄以蒜一升。吐李道念之雞雛。亦雞詎云。今鄙但之見食蒜一睢吐消食籠於頃刻。蒜之妙用如此。今之醫者罕能知之。或問何以不用瓜蔕散。余曰。傷寒內熱者。宜吐。以瓜蔕散之苦寒。蟲瘕癖冷者。宜吐。以蒜醋之辛熱。人知苦能吐熱。而不知熱能吐冷。故特表而出之。

染靛

廣五行記云：永徽中，絳州有僧病噎，防食數年。臨死遺言，令破喉視之，得一物，似魚而有兩頭，徧體悉是肉鱗。致缽中，跳躍不止。以諸味投缽中，皆化爲水。時寺中方刈藍作靛，試取少靛致缽中，此蟲遂缽畏走，須臾化爲水。世謂此蟲濕熱所生，濕從土化，熱從火化。靛之爲物，色青而性寒，是稟東方之木色，與北方之水味，最厚者也。水足以制火，木足以尅土，此五行之理也。故足以化濕熱之蟲。自有五行以來，上而萬象，下而萬類，一爲尅制，無不化之，況于此蟲乎。

楮實湯

南唐烈祖。因食飴喉中噎。國醫皆莫能愈。吳廷紹尚未知名。進楮實湯下服疾失去。群醫默識之。他日取用皆不驗。或叩之。答曰。噎因甘起。故以楮實湯治之。其方今不可考。但發此二句。使知其為良醫。內經曰。甘者令人中滿。故其氣上溢。奈何不作嗌乎。又曰。酸勝甘。則治法思過半矣。

情志門第二十七

敘曰。情志過極，非藥可愈，須以情勝。故曰：怒傷肝，悲勝怒；喜傷心，恐勝喜；思傷脾，怒勝思；憂傷肺，喜勝憂；恐傷腎，思勝恐。內經一言，百代宗之，是無形之藥也。今考神良之醫十一事，明者觸類而通之，則術在我矣。

文摯，齊人也。齊威王病，發使召文摯。摯至，謂太子曰：王病，怒則愈。王若即殺臣，奈何？太子曰：無慮，我當救之。文摯於是不時來見王，及來不脫履而登床，王大怒，使左右持下，將烹之。后及太子叩頭請救，王怒遂解，赦摯。因此病愈。所以然者，王之病得於

思故以怒勝之

魏志云有一郡守病華陀以其人甚怒則瘥乃受其貨而不加功無何棄去留書罵之守果大怒令人追殺守子知之囑吏勿逐瞋恚不已吐黑血數升而愈所以然者守之病亦本於思也經曰思則氣結氣結者陰翳之根也故用暴怒以傷其陰使之歸於平調而已

邵氏聞見錄云州監軍病悲思其子迎赫允治之允告其子曰法當甚悸即愈時通守李宋卿御史嚴甚監軍內所畏也允與其子請於宋卿一造問責其過失監軍惶怖汗出疾乃愈蓋悲思則氣結驚

怖則氣浮。浮則氣不結矣。此亦以情相勝也。

趙知則太原人。因喜成疾。巢氏醫脉之。爲之驚異出取藥。竟不與之。數日。趙悲哭辭家人曰。處世不久矣。巢知其將愈。使人慰之。詰其故。引素問恐勝喜以對。可謂得玄關者也。

一婦臨產之時。取生婦以溫水進之。誤進鹿角脂。鹿角脂。女子塗髮物也。因嘔而舌出。產後數日不能收。醫藥屢不應。甄立言最後至。以硃砂塗其舌。仍命作產子狀。以兩婦人掖之。乃使人潛于壁外。多捧缶器。向危處擲地。作聲。聲聞而舌收矣。所以然者。恐則氣下故也。先用硃砂塗其舌者。恐其驚氣

入心故為未然之防爾

韓丞相疾天方不雨更十醫罔効左友信最後至脉已則以指計甲子曰某日當雨竟出韓疑曰豈謂吾疾不可為耶何言雨而不及藥我也既而其夕果雨韓喜起而行乎庭達旦疾若脫去乃召左至而問之對曰公相之疾以憂得之私計公相忠且仁方今久旱必為民憂以旱為憂必以雨而瘳理固宜然何待藥而愈耶此亦素問喜勝憂也

一女許昏後夫經商二年不歸因不食困臥如癡無他病竟日向壁而臥其父迎丹溪翁治之告以故翁脉畢謂其父曰此思則氣結也藥難獨治得喜

可解不然令其怒于是掌其面誣以外情果大怒而號泣者三時令解之即求食矣所以然者悲則氣消怒則勝悲故也翁謂其父曰病雖瘥得喜方已乃諭以夫回既而果然疾亦不舉

一縣差拿犯人以鐵索頸所犯至縣行至中途其犯投河而死犯家告差人索騙威逼至死及能脫罪未免破財憂憤成病如醉如癡謬言妄語無復知識其主延戴僉仁視之戴云此以費財而病必以得財而愈乃命作三錫錠如銀狀預置于泥溝之中候其至時詐以鎖鑰誤墮其中命探之乃出三錫錠主曰銀也吾不用此彿義之財悉以與汝其

差握視不置病遂日愈此亦甚勝憂也
丁女子母甚是相愛既嫁而母死遂思念不已精神
恍惚懨懨嗜卧諸藥不應其夫延韓世良治之韓
曰此病得之於思藥不易愈當以術治之乃賄一
巫婦授以秘語一日夫謂妻曰汝之念母如此不
識彼在地下亦念汝否吾當他往汝盍求巫婦卜
之妻欣諾遂召巫至焚香禮拜而母靈降矣一言
一默宛然其母之生前也女遂大泣母叱之曰勿
泣汝之生命尅我我遂早死我之死皆汝之故今
在陰司欲報汝讐汝病懨懨實我所為我生則與
爾母子死則與爾寇讐矣言訖女改容大怒詬之

曰我因毋病毋反我害我何樂而恩之自是而病愈矣此亦以情療之也

譚植素謹言爲韶州佐一日會堂屬官筵中有蘿蔔頗大衆羨之譚曰尚有大如人者衆皆笑以爲無譚悔恨自咎曰人不見如是大者而吾以是語之宜其以吾言爲妄且笑也因而憂憤連日不能食其子煌讀書達事思父素不輕言因愧赧成疾必實所言始可療病遂遣人至家取蘿蔔如人大者至官所復會堂屬强父扶疾而陪酒至數巡以車載至席前衆皆驚訝其父大喜厥旦疾愈此亦以喜勝憂也

何解陳留人也。一日與河南尹樂廣會飲于趙脩武宅。酒至數杯。忽見杯底。有似一小蛇嚥之入口。亦不覺有物。但每每思而疑之。日久覺心疼。自思小蛇長大。食其五藏。醫藥不愈。久之。又會酒趙宅。纔執杯又見小蛇。乃置杯細視之。見趙宅梁上有角弓。却是弓稍影于酒底。因此解疑。其疾遂無。此以情疑而病。必以疑解而瘥。向來以藥治之。皆無驗也。

醫方考卷之三終

醫方考卷之四

歙邑　吳崑　著

門人　汪躍德　梓

脾胃門第二十八

敘曰：脾胃者，人身之坤元也。至哉坤元，萬物資生，故脾胃爲百骸之母。東垣所以擅名當世者，無他長焉，知脾胃之爲要爾。庸師治病，壞人脾胃者多矣。此欲養其子者，先戕其母也，豈豫養之道哉？今考六方于左，庶幾乎調元之補也。

參苓白朮散

人參　茯苓去皮　白朮炒　砂仁　甘草炒

山藥　桔梗炒　薏苡仁炒　扁豆　蓮肉

脾胃虛弱不思飲食者此方主之。○脾胃者土也。土為萬物之母。諸藏府百骸受氣於脾胃而後能強若脾胃一虧則衆體皆無以受氣日見羸弱矣故治雜證者宜以脾胃為主然脾胃喜甘而惡苦喜香而惡穢喜燥而惡濕喜利而惡滯是方也人參扁豆甘草味之甘者也。白朮茯苓山藥蓮肉薏苡仁甘而微燥者也。砂仁辛香而燥可以開胃醒脾。桔梗甘而微苦。甘則性緩。故為諸藥之舟楫。苦則喜降則能通天氣于地道矣。

錢氏益黃散

陳皮十兩　丁香一兩　青皮　訶子肉

甘草各五兩　每服末二錢

小兒脾虛不實。米穀不化滑腸滯頤者。此方主之。

○胃主受納脾主消磨。故能納而不能化者責之脾虛。滑腸者腸滑而飧泄也。滯頤者頤頷之下多涎滯也。皆土弱不能制水之象。火能生土。故用丁香。甘能補土。故用甘草。香能快脾。故用陳皮。澁能去滑。故用訶子。用青皮者謂其快膈平肝。能抑其所不勝爾。

補中益氣湯

人參　炙甘草各一錢　黄耆一錢五分　陳皮

白术　當歸　柴胡各五分　升麻三分

飢困勞倦中氣虚弱者。此方主之。○中氣者。脾胃之氣也。五藏六府百骸九竅皆受氣於脾胃而後治。故曰。土者萬物之母。若飢困勞倦傷其脾胃。則衆體無以受氣而皆病。故東垣諄諄以脾胃爲言也。是方也。人參黄耆甘草甘温之品也。甘者中之味。温者中之氣。氣味皆中。故足以補中。無白术甘而微燥。故能健脾。當歸質潤辛温。故能澤土。术以燥之。歸以潤之。則不剛不柔。而土氣和矣。復用升麻柴胡者。升清陽之氣於地道也。蓋天地之氣一升。則萬物皆生。天地之氣一降。則萬物皆死。觀乎天地之升降而用升麻柴胡之意從可知矣或曰東垣謂脾胃一虚肺氣先絶故用黄芪以益皮毛不令自汗而泄肺氣其辭切矣子考古人之方而更其論何也余曰東垣以脾胃爲肺之母故耳余以脾胃爲衆體之母凡五藏六府百骸九竅莫不受其氣而毋之是發東垣之未發而廣其意耳豈曰更論

調中益氣湯

黄耆一錢炙　升麻三分　陳皮六分　木香二分

人參　甘草炙　蒼术　柴胡各五分

脾胃不調而氣弱者此方主之○脾胃不調者腸

鳴飧泄膨脹之類也。氣弱者語言輕微手足倦怠也。補可以去弱。故用人參黄耆甘草。甘温之性行則中氣不弱。手足不倦矣。蒼朮辛燥。能平胃中敦阜之氣。升麻柴胡輕清。能升胃家陷下之氣。木香陳皮辛香。能去胃中陳腐之氣。夫敦阜之氣平。陷下之氣升。陳腐之氣去。寧有不調之中乎。

升陽順氣湯

升麻　陳皮去白　柴胡　草豆蔻

當歸各一錢　黄耆四分　甘草　栢皮各五分

半夏姜製　人參各三分　神麹一錢五分

清氣在下。濁氣在上。令人胷膈飽脹。大便溏泄者。

此方主之。○上件病由於飲食傷其脾氣不能升清降濁故耳。是方也。升柴辛温升其清清升則陽氣順矣。栢皮苦寒降其濁濁降則陰氣順矣。人參黄芪當歸甘草補其虛補虛則正氣順矣。半夏陳皮利其膈膈利則痰氣順矣。豆蔻神麯消其食食消則穀氣順矣。故曰升陽順氣。

升陽益胃湯

羌活　獨活　防風　柴胡　白术　茯苓

澤瀉　黄耆　人參　半夏　陳皮　黄連

甘草　白芍藥

濕淫於内。體重節痛。口乾無味。大便不調小便頻數飲食不消。灑淅惡寒。面色不樂者。此方主之。
濕淫于內者。脾土虛弱。不能制濕。而濕內生也。濕
流百節。故令體重節痛。脾胃虛衰。不能運化精微。
故令口乾亡味。中氣既弱。則傳化失宜。故令大便
不調。小便頻數。而飲食不消也。灑淅惡寒者。濕邪
勝也。濕爲陰邪。故令惡寒。面色不樂者。陽氣不伸
也。是方也。半夏白术能燥濕。茯苓澤瀉能滲濕。羌
活獨活防風柴胡。能升舉清陽之氣。而搜百節之
濕。黄連苦而燥。可用之以療濕熱。陳皮辛而温。可
用之以平胃氣。乃人參黄耆甘草。用之以益胃。而
白芍藥之酸收。用之以和榮氣。而協羌防柴獨辛

散之性耳。仲景於桂枝湯中用芍藥，亦是和榮之意。古人用辛散，必用酸收，所以防其峻厲，猶兵家之節制也。

伏龍肝

伏龍肝者，竈中之土也。土性可以益脾，又於薪火可以溫中。脾胃虛弱者，藥內宜加入之。

傷食門第二十九

叙曰：食以養生，夫人之所急也。食以傷生，夫人之所失也。炎帝教民耒耜，為養生也；既而品嘗百藥懼傷生也。養生之中而有傷生之患。此君子所以慎口體之奉也。今考方藥十九首衞生者其小補哉。

升陽順氣湯

升麻　柴胡　當歸　草豆蔻

陳皮各一錢　黄芪四錢　半夏　人参各三錢

甘草炙　栢皮炒各五分　神麯炒各一錢五分

食飲胷膈飽脹。大便溏泄者。此方主之。○内經曰。清氣在下則生飧泄。濁氣在上則生䐜脹。此由飲食傷脾不能運化。失其升清降濁之令。故耳。是方也。用升麻柴胡以升其清陽之氣。用栢皮以降其濁陰之脹用半夏陳皮以利其膈用豆蔻神麯以消其食用人參黄耆當歸甘草以益其脾如此則清氣升濁氣降滯氣利食氣磨而脾胃之氣復其常矣。

保和丸

山查肉二兩　神麯　半夏　茯苓各一兩

蘿蔔子　陳皮　連翹各五錢

飲食内傷令人惡食者此丸主之。傷於飲食故令惡食諸方以厲藥攻之是傷而復傷也是方藥味平良補劑之例也故曰保和山查甘而酸酸勝甘故能去肥甘之積神麯甘而腐腐勝焦故能化炮炙之膩蔔子辛而苦苦下氣故能化麪物之滯陳皮辛而香香勝腐故能消陳腐之氣連翹辛而苦苦瀉火故能去積滯之熱半夏辛而燥燥勝濕故能消水穀之氣茯苓甘而淡淡能滲故能利濕傷之滯

枳术丸

白术土炒二兩　枳實麩炒一兩

荷葉包陳米飯煨乾爲末糊丸

健脾消痞此方主之一消一補調養之方也故用白术以補脾枳實以消痞燒飯取其香以益胃荷葉取其仰以象震象震者欲其升生甲膽之少

陽也。此易老一時之方，來東垣末年之悟，孰謂立方之旨易聞耶。

枳實導滯丸

白朮土炒　茯苓去皮　黃芩酒炒　黃連酒炒，各三錢　澤瀉二錢　大黃一兩　枳實麩炒　神麴炒，各五錢

傷濕熱之物，不得消化而作痞滿者，此方主之。

濕熱之物，酒麪之類也。燥以制濕，淡以滲濕，故用白朮、茯苓、澤瀉；苦以下熱，寒以勝熱，故用芩、連、枳實、大黃；盦造變化者，可以推陳而致新，故用神麴。

紅丸子

京三稜醋煮　蓬莪朮醋煮　陳皮去白

青皮麩炒各五兩　乾薑炮　胡椒各二兩

共為末，醋糊為丸，如梧桐子大，礬紅為衣，每服三十丸。

傷寒冷之物，腹痛成積者，此方主之。○三稜莪朮，攻堅藥也，故可以去積；乾薑胡椒，辛熱物也，故可以去寒；青皮陳皮，快氣藥也，故可以去痛；而必以醋糊為丸者，經曰：酸勝甘，故用之以療肥甘之滯；必以礬紅為衣者，取其鹹能軟堅，枯能着癖也。

附子理中湯

附子去皮臍炮　乾薑炮　人參去蘆　白朮炒　甘草炙

口食冷物，客寒犯胃，中焦痛甚，脉沉遲者，急以此方主之。凡吞冰飲泉及一切冷物食之過其分量則寒氣凝于中焦故令肚腹大痛脉來沉者爲裏遲者爲寒是方也乾薑附子之辛熱所以溫中散寒人參白术甘草之甘溫所以益胃於被傷之後也。

葛花解酲湯

葛花　砂仁　白豆蔻　木香

陳皮去白　人參　茯苓各五分　神麯炒

白术炒　乾生薑　青皮去穰炒　澤瀉各二分

酒食內傷者。此方主之。葛花之寒能解中酒之毒茯苓澤瀉之淡能利中酒之濕砂仁豆蔻木香青皮陳皮之辛。能行酒食之滯。生薑所以開胃止嘔。神麴所以消磨炙膩。而人參白朮之甘。所以益被傷之胃爾。

備急丸

大黃　巴豆去皮膜油　乾薑各等分

共爲末作丸。每服六分以利爲度。

飲食自倍。冷熱不調。腹中急痛欲死者。急以此方主之。○脾胃以飲食而養。亦以飲食而傷。故飲食自倍。填塞至陰。上焦不行。下脘不通。則令人腹痛欲死。經曰。升降息則氣立孤危。是也。以平藥與之。性緩無益於治。故用大黃巴豆奪門之將軍以主之佐，以辛利之乾薑，則其性益速，而効益捷矣。

鹽湯探吐法

燒鹽四合　温湯二升

和勻飲之，以指探吐。

飲食自倍，胷膈飽脹，宜以此法吐之。○經曰：陰之所生，本在五味；陰之五宮，傷在五味。故飲食過多，則胷膈飽脹者，勢也。與其脹而傷生，孰若吐而去疾？故用鹽湯之鹹以耎堅，復使探喉以令吐。

杏仁

廚家造索粉，杏仁近之即爛。今後凡遇粉傷者，宜加焉。此惟醫餘誌之，諸書皆未道也。

糯米

客有貨瓜菓者一遇糯米。無不化爛今後凡遇傷于瓜菓者宜入之

醇酒

內則誌八珍以養老取牛肉必新殺者絕其理而薄切之湛諸美酒期朝而食之則酒之善於爛牛味也可知矣今後凡遇傷于牛味者宜使飲之

橄欖

舟人以橄欖木為楫凡魚觸之無有不死又嘗以橄欖木為卓以魚骨置之少時柔軟今後凡遇食魚而傷者及噎魚骨者皆宜用之。

白麵

糯米一石得白麯一斤皆釀爲酒今後凡遇傷于粽糉者宜用之。

芽茶

凡造飯成團以芽茶沃之粒粒散解今後凡遇傷于白穀者宜入之。

山查 郎棠毬子

客有烹猪首者或告之曰是草猪母彘之首也皮厚而不易烹能多入山查則易烹矣試之果然今後但遇傷于肉味者只此足矣

淡豆豉

凡食煎炙麩食肥甘椒辣等物令人焦煩消渴者

宜以淡豆豉一物煎湯主之蓋萬物歸于腐又曰腐勝焦淡豉原經盒造而質已腐則能腐化諸味矣故稱其良。

麝香

凡花菓草木一觸麝香無不萎落今後凡遇傷于菓實蔬菜者宜主之。

枳椇子 俗乎雞距子

門外植枳椇木者門內造酒必不熟屋內有此木作柱亦然故曰枳椇解酒過於葛花今後凡遇傷酒中酒者宜用之

吞酸門第三十

敘曰吞酸小疾也可暫而不可久或以疾小而忽之此不知其爲翻胃之漸也語曰毫末不斷將尋斧柯是故慎之今考古方四首蓋曰防微杜漸云

黄連丸

黄連一兩酒炒　黄芩酒炒　吳茱萸煮少時曬乾

陳皮各五錢　蒼朮七錢五分泔浸七日

胃中濕熱抑遏肝火令人吞酸者此方主之〇濕鬱則熱熱鬱則酸故夏月飲食之類以物覆冒之其味必酸曰肝火者洪範曰木曰曲直曲直作酸

故責之肝是方也連芩治熱熱去則不吐酸蒼朮燥濕濕除則不生熱陳皮理氣氣行則濕不鬱吳茱萸辛熱而氣臊辛熱可使就燥氣臊可使就肝故能引連芩入肝而瀉肝火此從治之義也佗如火門左金丸亦良

加味平胃散

蒼朮泔浸七日　陳皮去白　厚朴薑汁炒

甘草炙　神麴炒　麥芽

宿食不化吞酸呃臭右關脉滑此方主之○食經宿而不化有熱則令人吞酸無熱則但呃臭而已右關主脾胃脉滑主停食治此者宜寬中下氣健

脾消食辛者可寛中故用蒼朮陳皮苦者可下氣故用厚朴甘者可健脾故用甘草盦造變化者能消食故用神麯麥芽

火鬱越鞠丸

山梔炒黑　青黛飛　香附童便浸五日

撫芎　神麯炒　蒼朮米泔浸七日

七情怫鬱吞酸小便赤脉來沈數者此方主之

一念動處便是火故七情怫鬱皆能令人内熱吞酸小便赤爲火脉沈爲鬱數爲熱是方也山梔青黛之苦寒可以導熱香附蒼朮撫芎之辛芳可使解鬱神麯之陳腐可使推陳而致新

茱萸六一散

滑石六兩　甘草一兩　呉茱萸一兩湯泡過

此亦治濕熱吞酸之方也○滑石寒而淡寒能勝熱淡能導利故足以治濕熱呉茱萸味辛性熱能反佐以從治甘草性溫氣平能和中而瀉火

痞門第三十

叙曰痞虛中之實也許學士云邪之所湊其氣必虛留而不去其病則實故治痞者一補一消考方二首表昔人之法爾

枳實消痞丸

枳實 麩炒　黃連 炒，各五錢　厚朴 四錢，姜炒　半夏麯

人參　白朮 各三錢　乾生薑　甘草

茯苓　麥芽 各二錢

心下虛痞，惡食懶倦，右關脉弦者，此方主之。○痞與否同，不通泰也。易曰：天地不交而成否。故肺氣不降，脾氣不運，升降不通，而名痞也。脾為孤氣，乗之不足以勝穀，故令惡食。脾者卑藏，役氣于四肢而後肢體強健，脾病則不能致氣于肢體，故令懶倦。弦，肝脉也。木來乘土，故令右關脉弦。是方也，枳實、黃連、厚朴之苦，可以下氣；半夏麯、乾生薑之辛，

可以行滯。人參甘草白朮茯苓之甘。可使健脾麥糵善消。則可以推陳而致新矣。是疾也。功在慎口。經曰。陰之五宮。傷在五味。奈何不慎乎。

木香化滯湯

木香　生薑　陳皮各六分　柴胡七分

當歸稍　枳實各四分　半夏一錢五分　紅花一分

草豆蔻　炙甘草各二錢

憂氣鬱結腹皮裏微痛。心下痞滿。不思飲食。此方主之。（）上件病證。即六朝之醫所謂氣痛也。今人謂之氣痞耳。經曰。脾主行氣于三陰。三陰之脉皆行腹裏。今憂氣鬱結。營衛之行澁。故令腹皮裏微痛。心下痞痛者，升降之道乖也。不思飲食者，憂氣傷脾也。辛香可以化氣，故用木香、豆蔻、生薑、陳皮、半夏之輩以主之。升降者，交泰之道也，故用柴胡之辛以升之，枳實之苦以降之。營衛澁而後腹皮痛，故用歸尾、紅花以和營，炙甘草以和衛。

嘈雜門第三十

敘曰：嘈雜，火證也，而痰次之。終歲嘈雜，皆必夭年。此胡云哉？熯萬物者莫若火也，故考三方以療嘈雜。

痰火越鞠丸

海石研水飛　南星牛膽煮　瓜蔞仁去油
山梔炒黑　青黛水飛過　香附童便浸
蒼朮泔浸七日　撫芎

痰因火動。令人嘈雜。此方主之。○嘈雜者。痰火內動。如粗食在膈。令人不自安也。是方也。海石之鹹可以軟頑痰。南星之燥可以枯濕痰。瓜蔞之苦可以下逆痰。山梔青黛苦寒之品也。所以瀉火。香附撫芎蒼朮。辛香之品也。所以發越鞠鬱。

加味三補丸

黃芩　黃連　黃柏　香附醋浸五日　蒼朮泔浸七日

鬱火嘈雜此方亦良○辛香能開鬱故用香附蒼朮苦寒能瀉火故用黄芩黄連黄栢然三黄之寒得蒼附而不滯蒼附之香得三黄而不燥其互以成功又如此

二陳加黄連梔子湯

半夏製　陳皮去白　茯苓去皮　甘草炙

黄連酒炒　梔子黒炒

此治嘈雜之湯液也○痰之生也本於濕故用半夏燥濕茯苓滲濕濕去則痰不生甘草能健脾脾健則能制濕陳皮能利氣氣行則痰亦行黄連梔子之加取其寒能勝熱苦能降火爾

鬱門第二十

敘曰：天地以升生而萬物發陳，故氣血以四布而百體敷榮，一有拂鬱，則象天地之閉藏矣。是豈升生之道乎？此諸病之所以生也。今考名方六首，而鬱之情狀見矣。

越鞠丸

香附醋炒　蒼朮米泔浸　撫芎　梔子炒黑
神麴炒等分　水丸小豆大，每服百丸。

諸鬱者，此方主之。○越鞠者，發越鞠鬱之謂也。香附理氣鬱，蒼朮開濕鬱，撫芎調血鬱，梔子治火鬱，神麴療食鬱，此以理氣為主，乃不易之品也。若主濕鬱加白芷茯苓。主熱鬱加青黛。主痰鬱加南星海石。瓜蔞。主血鬱加桃仁紅花。主食鬱加山査砂仁。此因病而變通也。如春加防風。夏加苦參。秋冬加吳茱萸。乃經所謂升降浮沈則順之。寒熱温涼則逆之耳。

貝母

詩曰。陟彼阿丘。言采其蝱。朱子曰。蝱貝母也。採之以療鬱結之疾。故療鬱結者每加之。

鹽湯探吐法

燒鹽三两　温湯二升　和服探吐

木鬱兩脇大痛。脉代者。此方主之。○木肝木也。有垂枝布葉之象，喜條達而惡抑鬱。若膈間有停痰宿食，抑其肝氣不得上達，則肝木自實，兩脇大痛，脉來代者，痛盛而脉止也。得吐則生，不吐則死。故主鹽湯探吐，鹽取潤下，吐取肝木之宣暢而已。經曰：木鬱則達之，此之謂也。

火鬱湯

羌活　葛根　升麻　芍藥　人參各七分

柴胡　生甘草各三分　防風五分　葱白五莖

火鬱者，內熱外寒，脉沉而數，此方主之。○火，心火也。稟炎上之體，喜暢而惡鬱，鬱之則火無焰，故令身寒。脉沉爲在裏，沉而數爲裏熱。是方也，羌活防

風升麻柴胡乾葛葱白皆辛溫升舉之藥故足以揚無焰之火而令炎炎者芍藥人參甘草者乃所以和營衛於升發之餘爾經曰火鬱則發之此之謂也

大承氣湯

大黃　芒硝　厚朴　枳實

土鬱者痞滿燥實堅全俱脉來有力而實此方主之○土脾胃土也爲倉廩之官無物不受喜傳化而惡停滯若裏邪作實則令人痞滿燥實堅全俱脉來實者爲裏實是方也厚朴苦溫以去痞枳實苦寒以瀉滿芒硝鹹寒以潤燥軟堅大黃苦寒以

瀉實去熱。經曰：土鬱則奪之，此之謂也。

麻黃葛根湯

麻黃去節 赤芍藥各三錢 葛根一錢五分 淡豉半合

金鬱者，喘滿脉浮，此方主之。○金，肺金也，爲清虛之藏，皮毛之合，喜清虛而惡壅塞，塞之則氣自實，令人喘滿；肺主皮毛，故令脉浮。是方也，麻黃、乾葛之輕，可以去實；淡豆豉之腐，可以推陳；赤芍藥之酸，可以瀉壅。經曰：金鬱則泄之，此之謂也。

大補丸

黃栢一味，炒褐色，作丸。

水鬱者，腰股痛，足下熱，此方主之。○水，腎也。水鬱者腎部有鬱火也。腰者腎之府，故令腰痛；腎脉斜走足心，上股内後廉，故股内亦痛，而足心熱。黄栢苦而潤，潤能益水，苦能降下。經曰：水鬱則折之。此之謂也。

五疸門第三十四

叙曰：疸，黄疾也，初學易談之。此未遇盤根錯節耳，以故莫利不若乎將鮮有不斷其鋒者。今取名人之方十三首而考之，疸證之難易槩可見矣。

丹溪治黄疸方

黃芩炒　黃連炒　梔子黑炒　茵蔯　猪苓

澤瀉　蒼朮製　青皮去穰炒　草龍膽各五分

穀疸加三稜莪朮縮砂陳皮神麴

丹溪云疸證不必分五同是濕熱故以此方主之

○疸病黃之名也五疸者黃汗黃疸酒疸穀疸女勞疸也疸分五證始於仲景之金匱要略此先聖示人以博也不必分五同是濕熱此後賢示人以略也是方也芩連梔子龍膽之苦所以去熱猪苓澤瀉之淡所以去濕茵蔯高氣微寒而味苦平爲陰中之陽則兼濕熱而治者也故爲黃家君主之藥蒼朮所以燥濕青皮所以破滯而穀疸諸品之

加乃推陳致新之意也。雖然丹溪翁之言不能無弊，使後之學者宗其言，至於舉一而廢百，宜乎視仲景之堂若登天也。故古方治疸，有吐者，有汗者，有下者，有寒者，有溫者，有潤者，有燥者，有軟堅者，有消導者，有逐血者。今曰不必分五，則仲景之門猶不入，柰何而窺百家之奧乎。

瓜蒂散

瓜蒂　赤小豆　淡豆豉各五分

疸證腹滿欲吐，鼻燥脉浮者，宜以此方吐之。酒疸欲吐者同。○腹滿欲吐，邪在上也；鼻燥者，邪在氣分也；脉浮者，邪未盡入於裏也。吐中有發散之義故吐於浮脉正宜瓜蒂苦而善湧赤小豆平而解熱淡豆豉腐而勝燥此古人之宣劑也如頭額兩太陽痛者令病人噙水一口以瓜蒂散一字吹入鼻中泄出黄水而愈

桂枝加黄耆湯

桂枝　芍藥　生薑兩各三　甘草

黄耆兩各二　大棗十二枚

黄汗身體疼重發熱兩脛自冷此方主之○黄汗者汗出皆黄沾衣有色也得之汗出時入水取浴水從汗孔入濕欝于表故病黄邪傷其衛故自汗濕熱相搏故身體疼重而發熱病原寒水所傷矣

氣屬陰水性就下故兩脛自冷客者除之故用桂枝之辛甘以解肌表之邪泄者收之故用芍藥之酸寒以斂榮中之液虛以受邪故用黃耆之甘溫以實在表之氣辛甘發散爲陽故生薑甘草可以爲桂枝之佐乃大棗者和脾益胃之物也

茵蔯五苓散

茵蔯　猪苓　茯苓　澤瀉　白朮等分

桂少許

發黃小便不利者此方主之。○熱病小便不利濕熱內蓄勢必發黃茵蔯黃家神良之品也故諸方多用之猪苓澤瀉茯苓白朮味平而淡故可以導利小水，官桂之加，取其辛熱能引諸藥直達熱邪蓄結之處。經曰：甚者從治，此之謂也。

茵陳茯苓湯

茵陳二錢　茯苓　猪苓　桂枝各一錢

滑石一錢五分

發黃，小便澁，煩燥而渴者，此方主之。○實熱在內，其熱不得泄越，故發黃。小便澁者，熱之所注也。煩燥者，熱犯上焦清陽之分也。渴者，邪熱蒸灼，不能生液潤喉也。是方也，茵陳主黃疸，佐以茯苓、猪苓，則利水；佐以滑石，則利熱；佐以桂枝，則同氣相求，以直達熱邪之巢穴。內熱既去，則津液自生，氣自化。

小便自利。煩渴自除。身黃自愈矣。

茵陳梔子大黃湯

茵陳一兩　梔子三枚　大黃三錢五分

發黃。小便赤澁。大便秘結。此方主之。○茵陳苦寒能利黃疸。梔子瀉火。屈曲而下。能療小便之赤澁。大黃能攻大便之秘結。此衆人之所共知。大小既利。則濕熱兩泄。而黃自除矣。

梔子栢皮湯

梔子十五枚　黃栢二兩　甘草一兩

發黃身熱不止。大小便利者。此方主之。○發黃身熱不止者。陽邪未去也。大便利。故不用大黃。小便

利故不用五苓但以梔子栢皮之苦勝其熱甘草之甘緩其勢則治法畢矣

枳實梔子豆豉大黃湯

枳實五枚　梔子十四枚　大黃一兩　豆豉一升

發黃身熱腹痛右關脉滑者名曰穀疸此方主之酒疸同○發黃身熱少火鬱也腹痛右關脉滑水穀積也故用枳實大黃以攻其水穀之積梔子豆豉解其少火之鬱又曰梔子豆豉仲景嘗用之以吐懊憹枳實大黃仲景嘗用之以下胃實故酒疸欲吐穀疸腹痛此方皆主之

茵陳四逆湯

茵陳二兩　附子一枚　乾薑一兩半　炙甘草一兩

發黃脉沈而遲肢體冷逆腰以上自汗者此方冷
服此陰證發黃也陰寒盛于下則戴陽于上故
上體見陽證下體見陰證陰盛于下故見陰脉之
沈遲兼陰證之四逆陽戴于上故見陽證之發黃
上體之自汗也茵陳治黃之要藥故無分于寒熱
而用之附子乾薑炙甘草回陽之要品也故有陰
寒即用之然必冷服者恐薑附發于上焦陽盛之
區而下部陰寒之分反不及也是方也韓祗和李
思訓朱奉議咸用之矣使據丹溪翁不必分五同
是濕熱之言而執其方以療之則藥與證不相反

耶。韓李事見湯液本草，朱奉議見活人書。

消石礬石散

消石　礬石燒等分

二共爲末，大麥粥湯和服方寸匕，日三。

仲景金匱要略云：黄家日晡所發熱，而反惡寒，此爲女勞疸。得之膀胱急，小腹滿，額上黑，足下熱，因作黑疸。其腹脹如水狀，大便必黑，時溏，此女勞之病，非水也。腹滿者難治。此方主之。○陽邪傳至於胃，熱無以越，土色自見而發黄，則日晡所必發熱。所以然者，土位旺於日晡故也。今反惡寒，則知其以女勞虚之矣。女勞虚者，責之腎。膀胱者腎之府前陰者腎之竅腎虛而陽邪襲之故令膀胱急小腹滿黑者北方腎水之色額上黑者腎病而色自見也足下熱者腎脉起於湧泉腎水一虛則相火湊之故足下熱也因作黑疸者陽邪盡陷于腎而腎色盡顯于外也腹脹者腎脉行于腹裏邪氣居之故令脹如水狀實非水也若是水病則大便淮澈而濡瀉今是腎病故大便必黑而時溏蓋腎主二便病故黑溏而失其常也此可以辨其爲女勞之病而非水矣腹滿難治者腹滿與腹脹不同脹脹是腎脉行于腹故令脹于外腹滿是脾胃受邪不能健運而滿于中也脾胃屬土能尅腎水故曰

難治。消石礬石鹹寒者也。鹹能入腎，寒能勝熱，故以二物主之。和以大麥粥湯者。恐二物之損胃也。嗚呼仲景公以證立方，精良曲當，大都類此。譬之選將練兵，知人善任，則萬舉萬當，罔不奏功。彼用方不合證者，譬則出師無名。用藥不知性者，譬則將不知兵，其不喪師辱國者鮮矣，惡乎建功。

抵當丸

水蛭三十枚炒褐色　虻蟲三十枚去翅足炒

桃仁二十枚去皮尖　大黃三兩酒浸

蓄血發黃者。此方主之。○陽邪瘀熱在裏，少腹鞕滿，小便自利，而發黃者。為蓄血發黃。若走血，鹹與

堅故用水蛭䖟蟲以逐敗血滑利腸寒下熱故用桃仁大黄以下血熱他如傷寒門桃仁承氣湯亦可酌用

大濕中丸

陳皮去白　厚朴姜汁炒　三稜醋炒　蒼术泔浸七日

莪术醋炒　青皮各五兩　甘草一兩炙　香附一斤醋炒

針砂二兩醋炒紅七次　忌犬肉蕎菜

此調理穀疸酒疸之方也。○方名濕中者。主療濕鬱于中之義也。水穀酒食無非濕化傳化得宜則治。一或積于中宮則濕少火熱而病黄矣。故用蒼术香附陳皮青皮厚朴以平胃中之敦阜而利其氣氣利則水穀不滯用三稜莪朮以削堅削堅則積滯漸除用針砂者一借其兌金之令以化土中之木邪一用其清肅之氣以除少火之蒸熱也甘草之用和中而協諸藥爾

棗礬丸

緑礬半斤火煅通紅　棗肉二斤煮去皮搗爛丸

平胃散四兩爲衣　每服三十九薑湯下

穀疸身自俱黄此方亦良○水穀癖積于中抑遏肝膽之火久久鬱熱故身自俱黄是方也緑礬鹹寒能爽痰癖而勝濕熱棗肉甘温能益脾胃而補中宮平胃散者蒼朮厚朴陳皮甘草也蒼朮厚朴

所以平胃家敦阜之氣，而除積飲。陳皮、甘草以利氣，以和中，乃調胃之意也。

消渴門第三十五

敘曰：消渴，無水也。《易義》曰：火炎則水乾，故消渴責之無水。然證有三焦之判，病有虛實之分，常變不同，治療亦異。方藥十二考，示人以一得耳。

丹溪消渴方

黃連末　括蔞根末　人乳汁　藕汁

生苄汁

古稱三消上消者令人消渴此方主之○氣厥論曰心移熱于肺傳為膈消夫心火也肺金也金得火而燥故令膈消燥者潤之故用括蔞人汁藕汁生井火原乎心故瀉以黃連此言可治者爾又曰飲一溲二者死不治得非以火來賊金之故乎若時熱者主暑門人參白虎湯

調胃承氣湯

大黃四錢　芒硝五錢　甘草二錢

中消者善食而溲此方主之○經曰癉成為消中癉者熱也消中者善食而溲也太黃苦寒可以攻熱芒硝鹹寒可以潤燥甘草甘平可以調中

大黄甘草飲子

大黄一兩五錢　甘草四兩　大豆五升先煮二三沸去苦水再煮

三物用井花水一桶煮熟冷服無時。

此治中上二焦消渴之方也。大黄能去胃中實熱甘草能緩燥急之勢大豆能解諸家熱毒而必冷服者。寒因熱用也。

六味地黄丸

熟地黄八兩　山茱萸　山藥各四兩

白茯苓　牡丹皮　澤瀉各三兩

下消者煩渴引飲小便如膏。此方主之。先有消渴善飲而後小便如膏者，名曰下消。懼其燥熱漸深將無水矣。故用此方以救腎水。熟地山茱萸質潤味厚。為陰中之陰。故可以滋少陰之腎水。丹皮澤瀉。取其鹹寒能制陽光。山藥茯苓。取其甘淡能滲膏濁。

八味丸

熟地黃八兩　山茱萸肉　山藥各四兩

白茯苓　牡丹皮　澤瀉各三兩

肉桂炮　附子各一兩炮去皮臍

渴而未消者。此方主之。○此即前方六味地黃丸加附子肉桂也。渴而未消。謂其人多渴。喜得茶飲不若消渴之求飲無厭也。此為心腎不交。水不足以濟火故令舌液口乾乃是陰無陽而不升陽無陰而不降水下火上不相既濟耳故用肉桂附子之辛熱壯其少火用六味地黃丸益其眞陰眞陰益則陽可降少火壯則陰自升故竈底加薪枯籠蒸溽稿禾得雨生意維新惟明者知之昧者鮮不以爲迂也昔漢武帝病渴張仲景爲處此方至聖玄關今猶可想

朽木湯

取朽木方寸者三十枚煎湯飲之得水土中者良

此消渴之良方也○經曰熱中消中富貴人蓋以

消渇之病責之肥甘炮炙嗜酒耽辛之所致也。非富貴人何以得之。朽木年深而質腐。腐者水之氣水足以制火。故腐足以勝焦熱。中消中皆焦證也。故此物主之。

葛花葛根

飲酒消渇宜主葛花。以其善解酒毒故耳。或用葛根。其功不相上下也。

淡豆豉

喜食肥甘焦炙。令人消渇者。此物宜用。蓋以豆豉由於盦造味苦而氣腐。苦能勝熱。腐能勝焦故耳。

烏梅

前有梅林。聞者生液。故胃乾暴渴者宜用之。所謂酸能致液也。

香薷

夏月消渴者。多是暑邪入于心包絡。宜以香薷君之。

比梨芽蕉

富貴之人飲酒。必多置酢醬海味。酒能灼人眞陰。鹹能喪人眞液。故每每病致消渴。然酒以醲而濃。以水而淡。鹹以燥而堅。以濕而化。故食比梨芽蕉。可以解酒。亦可以解鹹。冬月宜煮而啖之。

人參

凡汗吐下後渴者。皆胃液不足。宜以人參補之。蓋氣能蒸濕故耳

水腫門第三十六

叙曰。水由地中行。順道也。懷山襄陵。逆道也。治之者行其所無事。則智大矣。故治水腫者。亦因其勢而利導之。宜汗。宜下。宜滲。宜清。宜燥。而藥惟宜焉。則醫之大智也。考方八首。而治水之大可知矣。

九味羌活湯

羌活　防風　蒼朮　細辛　川芎　白芷

生芐　黄芩　甘草

水病腰以上腫者。此方徹汗之即愈。○腰以上皆腫。謂頭面俱病也。内經曰。上盛爲風。下盛爲濕。故腰以上皆腫。必兼風治。盖無風則濕不能自上於高巔清陽之分也。是方也。羌活防風蒼朮細辛川芎白芷。皆辛甘之品。可以踈風。亦可以除熱。所謂辛藥能踈風。風藥能勝濕也。風濕相搏。必有內熱。故用生芐黄芩之涼。而甘草者所以調和營衛使其相協而無相爭也。

加味五皮飲

五加皮　地骨皮　生薑皮　大腹皮

茯苓皮　蕢黄　木瓜

水病腰以下腫者。此方主之。○腰以下腫者水性就下之象也。藥之爲道。辛者輕者可使走表。苦者淡者可使滲利。苦者寒者可使去熱。味厚質重者可使走下。是方七味。或各一其性。或兼而有之。故可以滲利皮膚中之水。而調其氣血也。

疏鑿飲子

羌活　秦艽　商陸　檳榔

澤瀉　木通　大腹皮　茯苓皮

赤小豆　椒目 等分

遍身水腫。喘呼氣急。煩渴。大小便不利者。此方主之。

之。○遍身水腫，則外而肌膚無一而不病矣。喘呼氣急，煩渴，大小不利，則内而三焦無一而不病矣。是方也，羌活、秦艽，疏表之藥也，水邪之在表者，得之由汗而泄。澤瀉、木通、腹皮、苓皮，滲利之藥也，水邪之在裏者，得之由溺而泄。商陸、檳榔，攻水之藥也，水邪之壅塞者，得之由後而泄。赤小豆、椒目，燥濕之品也，水氣之蒸溽者，得之以燥而竭。隨在而分其勢，將其不衰去乎。

大橘皮湯

陳皮一錢半　木香二分半　滑石六錢　檳榔三分

猪苓去皮　白朮炒　澤瀉　桂各五分

茯苓一錢去皮　甘草二分

濕熱內攻。腹脹。小便不利。大便滑泄。此方主之。

濕熱內攻故。令腹脹小便不利故。令大便滑泄。陳皮木香檳榔。行氣藥也。氣行則濕行。滑石甘草。暑門之六一散也。用之所以治濕熱。茯苓猪苓澤瀉白朮肉桂。傷寒門之五苓散也。用之所以利水道。二方各有正考。

嚴氏實脾散

厚朴姜汁炒　白朮　附子　大腹子　白茯苓
草菓仁　木香　木瓜　乾薑炮各一兩　炙甘草半兩

水氣腹脹浮腫。口不渴。大便不秘。小便不濇者。陰水也。此方主之。○脾胃虛寒，不能制水，則水妄行，故肢體浮腫。以無鬱熱，故口不渴而大小皆利。是方也，用白术、茯苓、甘草之甘溫者，補其虛；用乾薑、附子之辛熱者，溫其寒；用木香、草菓之辛溫者，行其滯；用厚朴、腹子之下氣者，攻其邪；用木瓜之酸溫者，抑其所不勝。名曰實脾散者，實土以防水也。雖其藥味不皆實土，然能去其邪，乃所以使脾氣之自實也。

舟車丸

牽牛炒，四兩　大黃二兩，酒浸　甘遂麵裹煨　大戟麵裹煨

芫花炒　青皮炒　陳皮去白，各一兩　木香五錢

水腫證。病氣形氣皆實者。此方主之。○通可以去塞。牽牛大黃甘遂芫花大戟皆通劑之厲者也。辛可以行滯。陳皮青皮木香。皆行滯之要藥也。此方能下十二經之水。下咽之後。上下左右無所不至故曰舟車。

千金苦瓠圓

取苦瓠白穰實捻如大豆。以麪裹煑一沸。空腹吞七枚。至午當出水一升。如此三四日。水自出不止。大瘦乃瘥。三年內愼口味。苦瓠須好無厭翳細理者。不爾有毒不堪用。

大頭面徧身腫脹者。此方主之。石水者亦主之

○經曰。苦能湧泄。故用之在上則令人湧。用之在下則令人泄。今以熱湯服之。空腹而吞。蓋用之於下也。宜乎水自泄矣。石水者。四肢皆瘦。惟有少腹堅硬如石。腫脹而便不利也。

麥門冬飲

麥門冬五十粒去心焙炒　糯米炒五十

水出高源者。此方主之。○肺非無為也。主降下之令焉。凡人飲入於胃之時。脾氣散精。上歸于肺。肺熱失其降下之令。不能通調水道。下輸膀胱。漬于高源。淫于皮膚。則作水腫。諸醫罕明乎此。實土導水。皆不能愈。故用麥門冬清肺。以開其降下之源。

糧米益脾而培乎金之母氣。此治病必求其本也。

或問此證何以辨之。余曰。肢體皆腫。少腹不急。初病便有喘滿。此其候也。

鼓脹門第三十

敘曰。鼓脹是虛中之實。宜分氣血蟲食而治之。以朝寬暮急能食不能食而辨之。實者可攻。虛者漸磨可也。例之相道焉。國內空虛則宜退養元元惡能黷武。予考名方七首。示大法耳。或數形氣病氣。而攻補兼施。此在人之妙用。初不必泥也。

大安丸

山査肉二兩炒　白朮炒　神麯炒　半夏製

茯苓各一兩　陳皮去白　連翹　蘿蔔子生用各五錢

飲食傷脾成鼓脹者，此方主之。鼓脹者，腹皮虛大，鼓之堅急而有聲也。經曰：陰之五宮，傷在五味。故飲食過其分量則傷脾，脾傷則不能運化積其穀氣，虛大而鼓脹矣。然五味之變，酸勝甘，腐勝焦，苦勝熱，香勝腐，燥勝濕，淡勝飲，利勝滯，氣勝味，故用山査之酸以消肥甘，用神麯之腐以化焦炙，用連翹之苦以磨積熱，用陳皮之香以開腐穢，用半夏之燥以勝上濕，用茯苓之淡以利水飲，用蘿蔔子之利以行食滯，用白朮之氣以勝五味，五味能

[illegible]肝不傷，脾不傷，則中氣運行，而無鼓脹矣。此
[illegible]之旨也
[illegible]丸
青皮 水蛭炒　莪术 虻蟲炒　三稜 乾漆炒
檳榔 斑猫炒　吳茱萸 牽牛炒　乾薑 硇砂炒
胡椒 茴香炒　附子 鹽炒　赤芍藥 川椒炒
石菖蒲 桃仁炒
上件同炒藥熱，去水蛭等不用，研末，酒糊為丸，
如梧桐子大，每服五丸至七丸，空心紫蘇湯下。
諸腹脹太痞塞不通，太便虛秘，此方主之。〇青皮
莪术三稜菖蒲，氣積藥也。炒以水蛭虻蟲乾漆桃

仁則逐敗血矣。乾薑、附子、胡椒、茱萸，溫中藥也，炒以硇砂、食鹽、茴香、牽牛，則軟堅而疏利矣。檳榔炒以斑猫，下氣者得破氣者而益悍。赤芍藥炒以川椒，瀉肝者得疏肝者而益利。製度之工如此，若之而治氣實有餘之證，斯其選矣。

大黃䗪蟲丸

大黃十兩蒸　黃芩二兩　甘草三兩

乾漆炒　桃仁各一兩　芍藥四兩

杏仁去皮尖　虻蟲去翅足炒　蠐螬炒各一升

䗪蟲半升炒　水蛭百枚炙黃　乾地黃半兩

共爲末，蜜丸小豆大，日三服，每五丸。

腹脹有形塊按之而痛不移口不惡食小便自利大便黒色面黄肌錯者血證諦也此丸與之○腹脹有形塊按之而痛移者氣與火也今痛不移則属有形矣然食與血皆有形食而腹脹則惡食今不惡食則知其爲血矣小便自利者血病而氣不病也大便黒色者病属於陰也面黄肌錯者血病則不能榮養其容濡澤其膚故令萎黄甲錯耳大黄攻下之品也引以乾漆䗪蟲蠐螬水蛭虻蟲桃仁之輩則入血而攻血芍藥地黄生新血于去瘀之際杏仁甘草致新氣于逐敗之餘而黄芩之苦又所以厚腸堅胃而不爲攻下所傷耳

雞矢醴散

大黃酒潤　桃仁去皮尖　雞屎白者酒炒等分

共爲末。每服三錢，薑湯下。

此方治血蠱。○大黃苦寒，利于攻下。佐以桃仁，逐敗血也。佐以雞屎，殺蠱蟲也。○腹中論曰：有病心腹滿，旦食則不能暮食，此爲何病？岐伯對曰：名爲鼓脹。黃帝曰：治之奈何？岐伯曰：治之以雞矢醴，一劑知，二劑已。王冰註曰：雞屎利小便，微寒。此註恐未妥。

香棗丸

苦丁香一物爲末。熟棗肉作丸，梧子大，每三十

丸空心棗湯下

諸鼓脹內熱者。此方主之。○苦丁香即苦本蒂也。散用之則吐。丸用之則瀉。凡有形之邪無不出之亦良方也。

大戟棗子

大戟連根葉一握　大棗一斗

二物同煮一時去大戟不用旋旋喫棗無時服盡決效。

此攻水諸鼓脹之方也○大戟氣大寒而味苦甘有小毒能下十二經之水。大棗味甘。取其大補脾胃而不為攻下所傷耳。服此方大忌甘草以其與大戟相反故也。

六君子湯

人參　白术　茯苓　半夏薑

陳皮　甘草

脾虛鼓脹。手足倦怠。短氣溏泄者。此方主之。○經曰。脾主行氣于三陰。三陰者太陰脾、厥陰肝、少陰腎也。其脉皆行于腹裏。脾病則三陰之氣不行。故令鼓脹。手足倦怠者。四肢受氣于脾。脾病則無以受氣。故倦怠。短氣者。脾病而中氣弱也。溏泄者。土弱不能制濕也。是方也。人參白术茯苓甘草。甘溫益脾之物也。半夏陳皮。快脾利氣之物也。然濕者

益氣甘者守中下咽之後必增脹滿此勿疑之經曰塞因塞用故用補劑以治脹滿初服則脹久服則通此惟精達經旨者知之庸醫未足道也

小便不通門第三十

叙曰溲溺不通非細故也期朝不通便令人嘔名曰關格又日不通而死矣一見嘔證便不可救經曰出入廢則神機化滅升降息則氣立孤危此之謂也故考五方以通溲溺

倒換散

大黄一兩　荆芥二兩　每服末二錢

内熱小便不通者。此方主之。○内熱而小便不通者，鬱其少火而氣不化也。内經曰：膀胱者，州都之官，津液藏焉，氣化則能出矣。然化氣之道，莫妙於升降，天地以升降而化萬物，奈何而昧於人乎？故用荆芥之輕清者，以升其陽；用大黄之重濁者，以降其陰。清陽既出上竅，則濁陰自歸下竅，而小便隨泄矣。方名倒換者，小便不通，倍用荆芥；大便不通，倍用大黄，顛倒而用，故曰倒換。

八正散加木香湯

車前子　瞿麥　萹蓄　滑石　山梔子炒黑

三十七

甘草稍　木通　大黄　木香

濕熱下注。少腹急。小便不通者。此方主之。濕熱下注。令人少腹急。則小便有可行之勢矣。而卒不通者。熱秘之也。陶隱君曰。通可以去滯。瀉可以去秘。滑可以去着。故用木通、瞿麥、萹蓄通其滯。用大黄、山梔瀉其秘。用車前、滑石滑其着。用甘草稍者。取其堅實能瀉熱于下。加木香者。取其辛香能化氣于中。

鐵服丸

太皂角（一物。炒焦為末。煉蜜為丸。梧子大。每服七丸。白湯下。）

少腹急。小便不通。氣不化者。此方亦良。○皂角之氣能通關開竅。皂角之味能去垢滌污。故能化下焦之氣。通膀胱之滯。

熨臍法

用炒鹽熱熨臍腹。冷復易之

鹹可以軟堅。熱可以行滯。此炒鹽之意也。然必熨其臍者。臍爲吾身之樞。有生之系也。故能進氣以化滯。

探吐法

燒鹽二兩。温水二升。服之探吐

經云。升降出入。無器不有。故不升則不降。而道塞溺矣。是以觀於注水之瓶，上竅通則下竅自利，此用吐之意也。

天 螺着少腹法

宋李饒豎熊彥誠，年五十五歲，病前後便溺不通五日，腹脹如鼓，同輩環視，皆不能措力。與西湖妙果僧慧月相善，遣信邀至訣別。月驚馳而往，于釣橋逢一異客，揖之曰：方外高人，何孑孑走趨若是。月曰：一善友久患秘結，病危急，欲往問。客曰：易事耳，待奉施下藥。即脫靴入水，探一大螺而出，曰：事濟矣。抵家以鹽半匙和殼生搗，置病者臍下一寸三分，用寬帛緊繫之，仍辨溺器以須其通。月未以爲然姑巽謝之。至熊家彥誠皆不知人。妻子聚泣。諸醫知無他策。慢使試之。皆未安席。而暴下諸醫愧嘆而散。月歸訪巽人。無所見矣。熊後十六年乃終。崑謂便溺不通者。熱秘之也。大螺性寒而善分清。故濁水之中。一着大螺。便能澄徹。劑之以鹽。取其善潤而已。

小便不禁門九第三十

敘曰。溲溺惟宜形氣治也。溲溺不禁。形氣病也。熱者。脬中有瘦氣重著者。太氣虛而且絕爾。辨此者以

他證合之姑考四方以誌大法

縮泉丸

烏藥　益智仁等分

共爲末山藥糊爲丸梧子大每服七十丸空心鹽湯下

脬氣虛寒小便頻數遺尿不止者此方主之脬氣者太陽膀胱之氣也膀胱之氣貴於沖和邪氣熱之則便溺邪氣實之則不出正氣寒之則遺尿正氣虛之則不禁是方也烏藥辛溫而質重重者墜下故能療腎間之冷氣益智仁辛熱而色白白者入氣故能壯下焦之脬氣脬氣復其天則禁固

復其常矣。

八味丸

熟地黄八兩　山茱萸去核　山藥各四兩

牡丹皮　白茯苓去皮　澤瀉各三兩

肉桂炒　附子炮去皮臍各一兩

腎間水火俱虛小便不調者此方主之腎具水火主二便而司開闔腎間之水竭則火獨治能闔而不能開令人病小便不出腎間之火熄則水獨治能開而不能闔令人小便不禁是方也以附子肉桂之溫熱益其火以熟地山萸之濡潤壯其水火欲實則丹皮澤瀉之酸鹹者可以收而瀉之水

欲寧則茯苓山藥之甘淡者可以制而滲之水火既濟則開闔治矣正考見虛損勞瘵門渴門

四君子湯

人參　白朮　茯苓　甘草各三錢

諸急病遺尿不禁者此方主之　諸急病謂卒然暴作諸疾也遺尿不禁者形氣將脫無形之氣不足以固有形之溺也甘溫為陽可使益氣故人參白朮茯苓甘草皆甘溫也可以用之或問茯苓淡滲當遺尿不禁之時可以去否余曰苓有二品枯而不澤者宜去苦堅潔而潤者則亦不嫌其為苓也用之引人參以就下直補膀胱譙曰不可正考

見氣門

韭子一物丸

大人遺溺小兒遺尿以韭子一物作丸服之神良

○經曰。塗氣遺溺痺聚在腎痺聚者濕氣聚而爲痺也韭子潤而辛熱辛熱則能散濕潤則能就下故孫眞人每用之令其就下而療痺氣爾

淋濇門第四十

敘曰淋下也五疾判焉必剖析其病循治療如法始可奏功若冒厥禁忌縱情慾則日藥之不足

矣考方八首而治法之大者庶幾哉

三生益元散

生栢葉　生藕節　生車前　各汁一杯

益元散　三錢調服

此主血淋之方也○丹溪云淋雖有五皆主於熱此知要之言也是方也三物之生皆能療熱折而論之則栢葉涼心藕節消血車前導利益元散者滑石甘草也滑石能清六府之熱而甘草者和中瀉火能協木石之性者也

木香湯

木香　木通　檳榔　茴香小者畧炒　赤芍藥炒

當歸　青皮炒　澤瀉　橘皮去白　甘草各五分

裏氣凝滯小便淋瀝身冷者名曰氣淋此方主之

○氣行則利氣滯則澁故裏氣凝滯則小便淋瀝身冷者陽氣不舒也乃天地閉塞而成冬陽氣潜藏之象也藥味辛香而輕枯者陽勝故能理氣於陽木香茴香橘皮木通是也辛苦而潤實者陰勝故能理氣於陰青皮檳榔當歸赤芍是也澤瀉之鹹能引諸藥直走膀胱甘草之甘能調諸藥以和六府腑氣不滯則淋瀝愈矣

萆薢分清飲

川萆薢　石菖蒲　益智仁　烏藥各二錢

膏濁頻數漩白如油光彩不足者名曰膏淋此方主之○膀胱者水瀆之區也胃中濕熱乘之則小便渾濁譬之濕土之令行而山澤昏瞑也陶隱君曰燥可以去濕故萆薢菖蒲烏藥益智皆燥物也可以平濕土之敦阜濕土既治則天清地明萬類皆潔矣而況于膀胱乎

石韋散

石韋去毛　冬葵子各二兩　瞿麥一兩

滑石五兩　車前子三兩　每服三錢日二

砂淋痛盛者此方主之○砂淋者溺出砂石也此以火灼膀胱濁陰凝結乃煮海爲鹽之象也通可

以去滯故用石葦蘧麥滑可以去著故用滑石車

前冬葵雖然治此證者必使斷鹽方能取効斷鹽

有二妙一則淡能滲利一則無鹹不作石也

清心蓮子飲

黄芪炙　石蓮肉　白茯苓

人參各七分半　炙甘草　地骨皮

黄芩炒　車前子　麥門冬各五分

勞淋者此方主之○遇勞即發者名曰勞淋此以

體弱故不任勞然五藏各有勞勞者動也動而生

陽故令內熱內熱移于膀胱故令淋閉是方也石

蓮肉瀉火于心麥門冬清熱于肺黄芩瀉火于肝

地骨皮退熱于腎黄耆人參茯苓甘草瀉火于脾皆所以療五藏之勞熱也惟車前子之滑乃以治淋去着云爾

琥珀散

滑石二錢　木通　當歸　木香

鬱金炒　扁蓄　琥珀各一錢

氣淋血淋膏淋砂淋此方皆主○滑可以去着故用滑石琥珀通可以去滯故用木通扁蓄用當歸者取其活血用木香鬱金者取其利氣也

大補丸

黄栢一味炒褐色爲丸

淋證遇房勞即發者此方主之○房勞虛其腎水則火獨治故灼而為淋黃栢苦而潤苦能瀉火潤能補水

參苓琥珀湯

人參五分　茯苓四分　玄胡索七分

川楝子炒　生甘草各一錢　柴胡

澤瀉　當歸稍　琥珀各三分

長流水煎

脬氣不足小便淋瀝常有餘滴不盡者此方主之○經曰壯者氣行則愈怯者着而成病是以房勞老弱之人多有此疾補可以去弱故用人參茯苓

滑可以去著故用琥珀歸稍瀉可以去閉故用澤瀉生甘草用柴胡者使之升其陷下之清陽用玄胡川練者使之平其敦阜之濁氣煎以長流水者取其就下之意也

精濁門第四十

叙曰精濁督之派也所以精濁者心為之也一動其心而天君搖搖則精濁走失矣所謂主不明則十二官危以此養生則殆是也故欲養其身者先正其心今考名方六首外來之藥耳若能正其心

則吾身之大丹也。

九龍丹

枸杞子　金櫻子　山查肉　石蓮肉

蓮花鬚　熟地黃　芡實粉　白茯苓

川當歸等分

精濁者，此方主之。○精濁與便濁不同。便濁是便溺渾濁，即前之膏淋也，乃是胃中濕熱滲入膀胱，與腎經絕無相干。精濁則牽絲粘膩，雖不便溺亦是有之。此是腎水不足，淫火易動，精離其位，故令漸漬而出耳。治此者，宜滋腎清心，健脾固脫，是方也。枸杞、熟地、當歸，味厚者也，可以滋陰；滋陰則足以制陽光。金櫻、蓮鬚、芡實，味澁者也，可以固脱。固脱則無遺失。石蓮肉苦寒，可以清心。心清則淫火不熾。白茯苓甘平，可以益土。益土則制腎邪。而山查肉者，又所以消陰分之障礙也。

珍珠粉丸

牡蠣粉（取血色者炙）　黃栢（各一斤）　珍珠（三錢）

濕熱在中下二焦，令人便濁者，此方主之。○燥可以去濕，故用牡蠣粉。苦可以勝熱，故用黃栢。滑可以去著，故用珍珠。

水陸二仙丹

金櫻膏（一斤）　芡實粉（一斤，熟）

共爲丸豆大。空心服七十丸。

此主精濁之方也。○金櫻膏濡潤而味澁故能滋少陰而固其滑泄芡實粉枯澁而味甘故能固精濁而防其滑泄。金櫻生于陸芡實生于水故曰水陸二仙。

妙香散

人參五分 山藥二兩姜汁炒 麝香一錢另研 木香二錢半煨

黃耆 遠志去心炒 茯苓 茯神各一兩

桔梗 甘草各二錢 辰砂二錢另研

共爲細末。每服二錢。酒下。

此安神正氣而精自固之方也。夢中遺失者宜主之。○精氣神人身之三寶也神後氣氣後精三寶之用也。是以神昏則氣蕩氣蕩則精離神明則氣正。氣正則精固是方也。不用固澁之劑以固精但用人參茯苓茯神遠志辰砂以安神用麝香木香黃耆桔梗甘草山藥以正氣。神清氣正則遣夢不作。邪火不起精不必澁而自固矣。內經曰主明則下安以此養生則壽沒世不殆此之謂也。

治濁固本丸

蓮花鬚　黃連炒各二兩　猪苓二兩五錢

白茯苓　砂仁　益智

半夏姜製　黃栢炒各一兩　炙甘草三兩

胃中濕熱。滲入膀胱。溺下不禁者此方主之。○凡溺下不禁。牽絲者責之精濁。腎家之病也。不牽絲者責之便濁。胃中濕熱也。是方也。半夏所以燥胃中之濕。茯苓猪苓所以滲胃中之濕。甘草砂仁益智。香甘益脾之品也。益脾亦所以制濕。而黄連黄栢之苦所以治濕熱。蓮花鬚之澁所以止其滑泄耳。名之曰固本者。胃氣爲本之謂也。

韭子

千金方精極類用韭子以治遺精夢失小便白濁者蓋九方焉而單用韭子者居其半。夫韭子辛熱物耳。何孫思邈取之深也。豈謂用之以治便濁者。

用其辛熱之氣燔其濕土使蒸溽上行而不下乃釜底加薪之法益火之原以消陰翳也用之以治遺精者用其辛熱之氣以壯真陽使之涵乎陰精而不漏乃益土防水之法衛外而為固也凡此方外不傳之秘惟可與知者道耳

自汗門二第四十

叙曰有因而自汗者非病也所謂陽之汗以天地之雨名之乃陰陽和而雨澤降也惟無因而自汗則為病矣宜以甘劑補之今考古人四方率甘劑耳

玉屏風散

黄耆炙 防風各一兩 白朮二兩

共爲末每服三錢

氣虚自汗者此方主之。○自汗者無因而自汗也。常人不自汗者由衛氣固衛于外津液不得走泄所謂陽在外陰之衛也。衛氣一虧則不足以固津液而自滲泄矣。此自汗之由也。白朮黄耆所以益氣然甘者性緩不能速達于表故佐之以防風東垣有言黄芪得防風而功愈大乃相畏而相使者也。是自汗也與傷風自汗不同。傷風自汗責之邪氣實雜證自汗責之正氣虚虚實不同攻補亦異

臨證者宜詳別之

大補黄耆湯

黄耆炙　人參　肉從容　山茱萸去核

白术炒　當歸　肉桂炒畧　五味子炒

甘草炙　川芎　防風各一錢　茯苓一錢五分

熟地黄二錢

氣血俱虛自汗者。此方主之。○人參黄耆白术茯苓甘草防風肉桂。實表氣而止自汗。當歸川芎熟苄肉從容山茱萸五味子。生津液而收陰氣。此氣血兩補之劑也。

調衛湯

麻黃根　黃耆各一錢　麥門冬　生地黃各三分

生甘草　當歸稍　生黃芩　半夏各五分

羌活七分　猪苓　蘇木　紅花各二分

五味子七粒

濕熱自汗，一身盡痛，脉濡者，此方主之。濕無熱不作汗，濕得熱而蒸之，則能令人自汗。濕流百節，故一身盡痛。濕爲陰氣，故脉濡。風能勝濕，故用羌活；辛能燥濕，故用半夏；淡能滲濕，故用猪苓。濕傷氣，黃耆、甘草、麥冬所以益氣；濕傷血，蘇木、紅花、歸稍所以消瘀；五味子、麻黃根收汗液而固表；虛生芐、黃芩涼陰血而除濕熱。

艾煎茯苓散

以艾煎湯調茯苓末一錢服

别處無汗獨心孔一片有汗者此方主之○此是心火自旺膈有停飲火熱蒸其濕飲故令此處有汗茯苓甘而淡甘能養心淡能滲濕艾葉香而澁香能利氣澁能固津

盗汗門三 第四十

叙曰汗孔謂之鬼門故盗汗不止久久令人喪魄今考名方五首而治盗汗之法大可知矣臨證而

權度其宜焉可也。

當歸六黃湯

當歸　生地黃　熟地黃　黃芩

黃連　黃栢各等分　黃耆倍用

陰虛有火令人盜汗者此方主之○醒而出汗曰自汗睡去出汗曰盜汗自汗陽虛盜汗陰虛也曰有火者謂其證有面赤口乾唇燥便赤聲音重脉來數也然陰虛所以盜汗者陰虛之人睡去則衛外之陽乘虛陷入于陰中表液失其固衛故令濈然而汗出人覺則陽用事衛氣復出于表表實而汗即止矣當歸熟苄養陰之品也黃芩黃連去火

之品也生芐黄栢可以養陰亦可以去炎而黄芪者所以補表氣於盜汗之餘也是盜汗也與傷寒盜汗不同傷寒盜汗是半表半裏之邪未盡雜證盜汗則陰虛而已彼以和表爲主此以補陰爲主明者辯之

黄耆六一湯

黄耆六兩炙　甘草一兩炙

虛脫已後盜汗者此方主之○虛脫者陰虛而形氣將脫如大病之餘新產失血之後也斯時也更有盜汗寧不復傷其氣血乎故用黄耆七之六甘草七之一大補其氣而汗自止或問何以不用養

血之藥。余曰。太極之妙。陰生於陽。故無形能化有形。無形者氣。有形者血耳。若虛脫之際。而責養陰之藥以固脫。是以陰及陰。二女同居。焉能衛外。

正氣湯

黃栢炒　知母炒各一錢五分　甘草炙五分

此治陰虛有火令人盜汗之方也。○陰虛則陽獨治。故令有火。火益亢則陰益虧。陰虧則睡去之時衛外之陽乘虛而入。衛虛無以固表。故令盜汗。經曰。壯水之主以制陽光。故用黃栢知母苦寒質潤之品以主之。苦能瀉火。寒能勝熱。質潤能滋陰。佐以甘草者。和其陰陽耳。

參煎散

知母　石膏　人參　白茯苓　赤芍藥
滑石　葶藶　杏仁　地骨皮　麻黄根
甘草　共爲末浮小麥煎湯調下二錢

濕熱内蓄肺病喘急以致皮毛之氣不充令人盗汗四肢煩疼肌肉消瘦者此方主之○内經曰肺主皮毛靈樞經曰衛氣者所以温分肉充皮膚肥腠理司開闔者也今肺以喘而虚故皮毛之氣不充氣不充則腠理失肥開闔失宜而令盗汗是方也滑石茯苓可以瀉濕石膏知母可以清熱杏仁葶藶可以瀉喘人參甘草可以益肺地骨皮赤芍

藥可以去熱於熏麻黃根浮小麥可以止汗於表

桑葉

此物能主五藏之風熱故焙乾研末空心米飲調服能止盜汗人所罕知

積聚癥瘕門第四十四

敘曰積聚癥瘕夫人心腹之疾也凡有此疾者宜與明醫攻療之失而不治復協他邪不可爲矣譬之奸人蠹國秉人之危而利之雖有智者不能善其後爾

倒倉法

以肥嫩黃牸牛肉三十斤，切成小片，去筋膜，取長流水煮糜爛，以布濾去渣滓，取淨汁，再入鍋內慢火熬至琥珀色則成劑矣。令病者預先斷肉食淡，前一日不食晚飯，設密室一間，明亮不通風處行之。置穢桶瓦盆貯吐下之物，一磁瓶盛所出之溺。令病者入室，以汁飲一杯，少時又飲一杯，積數十杯。寒月則重湯溫而飲之，任其吐利。病在上者欲其吐多，病在下者欲其利多，病在中及在上復在下者欲其吐利俱多，全在活法而為之緩急多寡。出視所出之物，必盡病根乃止。吐利後必渴甚，不得與瀉以所出之溺飲之非惟可以止渴抑且可以蕩滌餘垢行後倦怠覺饑先與稠米飲次與淡稀粥三日後方可與菜羹調養半月或一月自覺精神渙發形體輕健沉痾悉能去矣自後須忌牛肉數年〔一〕丹溪云牛坤土也黃土之色也此以順爲性而効法乎乾以爲功牝之用也肉者胃之藥也熟而液無形之物也横散入肉絡由腸胃而滲透肌膚毛竅爪甲無不入也積聚久則形質成依附腸胃迴薄曲折處以爲棲泊之窠臼阻礙氣血津液熏蒸燔灼成病自非刮腸剖骨之神藝可以滌而充散窺犯其藩牆戶牖乎肉液之泛溢腸胃

受之其厚皆倍于前有似乎腫廻薄曲折處痰充滿流行有如洪水泛漲其浮槎㯭朽皆掠[illegible]蕩滌不可停留在裏者因吐而汗其淸道者自下而瀉濁道者自泄而去凡屬滯礙一洗而盡牛肉全重厚和順之性盎然渙然潤澤枯槁補益盡攝寧無精神渙發之樂乎正似武王克商散財發粟以賑殷人之仰望也其方得於西域之至人凡人於中年後行一二次亦卻疾養壽之一助也○又嘗與人書曰全在自飲輪廻酒十數杯以卻逐餘垢迎撥調勻新宿營衛使藏氣育膜生意敷暢有脫胎換骨之功也多嫌其穢因致中輟而功虧一簣

若非明物理通造化者，其肯視爲美醞良味乎

肥氣丸　息賁丸　伏梁丸　痞氣丸　奔豚丸　五方總考

東垣百世之師也。其制肥氣丸以治肝積，制息賁丸以治肺積，制伏梁丸以治心積，制痞氣丸以治脾積，制奔豚丸以治腎積，率以攻下溫熱之品類聚爲丸。夫五藏積氣碍在腸胃之外，而用巴霜、厚朴、藿峻劑以攻腸胃之內，非其治也。人皆曰東垣方，余直以爲非東垣之劑也。借曰東垣爲之，則無脾胃論矣。明者辨之。

三因散聚湯

半夏　檳榔　川歸各四分　大黃酒浸

陳皮　杏仁　桂心　茯苓各一錢
甘草　附子　川芎各五分　枳殼
厚朴　吳茱萸各五分　一錢

聚氣在六府。隨其上下發作有時。令人心腹疼痛攻刺腰脇少腹䐜脹大小便不利者此方主之○上件皆六府之病也氣之所積名曰積氣之所聚名曰聚積者五藏之邪聚者六府之病也是方名曰散聚者所以散六府之聚氣耳蓋中氣之道熱則施張施張怫鬱也寒則收引收引則氣斯聚矣故桂心附子吳茱萸辛熱之品也半夏陳皮辛温之品也川芎當歸杏仁辛潤之品也辛則能散聚熱則能壯氣，溫則能和中，潤則能澤六府。乃茯苓甘草之甘平，可以使之益胃。而檳榔枳殼厚朴大黃，則皆推陳之品也。

夜明沙

此即天鼠之糞也。又名夜明沙。古人治血積，每用水蛭虻蟲輩，以其善吮血耳。然其性毒，人多患之。而伏翼屎者，食蚊而化之者也。蚊之吮血，不減蛭虻，故亦可以攻血積。本草稱其能下死胎，則其能攻血塊也何疑。書此以待同志者用之。

古方治積聚藥總考

古方有用麴蘗者，化水穀也。用硇砂阿魏者，去肉食也。用陳皮紫蘇生薑者，化魚蟹也。用丁香桂心者，消菓菜也。用牽牛芫花者，攻水飲也。用三稜鱉甲者，去癥瘕也。用附子硫黃者，除痼冷也。用水蛭虻蟲者，攻血塊也。用木香檳榔者，攻滯氣也。用雄黃膩粉者，攻涎積也。用礞石巴豆者，攻痰食也。甘遂甘草並用者，假其相戰，以去積也。但立方之人未入神妙，鮮有不類聚群毒以爲丸者，此之謂獵不知兔，廣絡原野，冀一人獲之之術，亦疎矣。今考古人神異數事于左，以廣見聞。

蟯瘕

史記曰：臨菑女子薄吾病甚，衆醫以爲寒熱篤，當死。臣意胗其脉曰。蟯瘕為病。腹大。上膚黃粗。循之戚戚然。臣意飲以芫花一撮。即出蟯可數升。病已三十日如故。病蟯得之於寒濕。寒濕氣鬱篤不發化為蟲。所以知薄吾病者。切其脉。循其尺。索刺粗而毛美奉髮。是蟲氣也。其色澤者。中藏無邪氣及重病。崑謂倉公以病蟯得之寒濕者。謂寒水濕土之氣也。寒水濕土之氣鬱極。而不能宣發。則化為蟲。所謂濕熱生蟲是也。芫花氣微寒。而味苦辛。有毒。能下十二經之水。而攻積聚。故能下水土生化之蟯。

雞子致積

比部褚澄善醫術建元中為吳郡太守民有李道念者以公事至郡澄遙見謂曰汝有奇疾道念曰其得冷疾五年矣澄胗其脉曰非冷也由多食雞子所致令取蒜一升服之即吐物如升許涎裹之動撥涎出視乃一雞雛翅距已具而能走澄曰未也盡服其餘從之凡吐十三枚疾乃瘳蓋謂蒜性辛熱可以壯氣正氣壯則病邪不能容故上湧而出乃君子道長小人道消之象經曰壯者氣行則愈怯者着而成病此之謂也

髮瘕

劉宋時徐文伯者徐嗣伯之兄也篤好醫術宮人

有患腰痛牽心者，發則氣絕。衆醫以爲肉瘕。文伯視之曰：此髮瘕也。以油灌之，即吐物如髮，引之長三尺，頭已成蛇，又能搖動，懸之柱上，水盡瀝，惟餘一髮而已。崑謂：髮者，血氣之餘也。入腹成蛇者，乃無情而化有情，離形而自成形也。無情而化有情，一腐草可以爲螢；離形而自成形，一折枝可以植秫。文伯治之以油者，投其先天之宜也。油性善沁入，故哇之而出矣。或問文伯何以便知其爲髮瘕，余曰：人患藝弗精耳，精藝自然入神。

蛇瘕

隋有患者，常病吐食，醫作噎氣膈疾翻胃三疾治之無驗任處視之曰非此三疾蓋因食蛇肉不消而致斯病但揣心腹上有蛇形是也病者曰素有大風常求蛇肉食風稍退復患此疾矣遂以芒硝雄黃治之愈芒硝取其軟堅雄黃解其蛇毒此本草之論世人之所共識也

鼈瘕

宋有温華郎中者自少壯徤無疾孰不信醫見方書有云食鼈不可食莧者故併啖之自此苦腹痛每作時幾不知人始疑鼈莧所致而未審也復以二物令小蒼頭併食之遂得病與華類而委頓尤劇未幾遽死卽其尸置馬廐未斂也忽小鼈無數

自上下竅湧出，散走院中，惟遇馬溺，輒化爲水。草閑自視之，掊聚衆鼈，以馬溺灌之，皆化爲水。草乃自飲馬溺，其疾亦愈。巢元方亦謂有患鼈瘕者死，其主破其腹，得一白鼈，鼈乃活。有乘白馬來看者，白馬遂尿，隨落鼈上，鼈即縮頭，乃以馬尿灌之，隨化爲水。崑謂鼈莧併啖而成瘕者，莧能同鼈之生氣故也。瘕成遇馬溺而化者，象數尅之故也。昔尼父繫易，數鼈于離，以其外剛內柔，肖其象也。故鼈瘕者，離象；馬溺者，坎象也。離爲火，坎爲水，天地變化，坎離交媾，則火濟乎水，水濟乎火，而鼈生于水，各正性命。象數相制，則火仇于水，水制其火，而鼈瘕

化于馬溺然馬溺能化鼈瘕而不能化鼈者氣生者可化形生者可死而已他溺不可化而惟馬溺能化者馬得乾之剛其氣悍味厚非凡溺可例故耳

京三稜

本草云昔有人患癥瘕死遺言開腹取之如其言得塊乾硬如石文理有五色人謂異物竊取削成刀柄後因以刀刈三稜柄消成水乃知此可療癥瘕也

醫方考卷之四終